唐博士讲心理
TANGBOSHI JIANGXINLI

精神卫生法背景下精神障碍的识别与干预

唐海波◎编著

中南大學出版社
www.csupress.com.cn
·长沙·

前言
Preface

2019 年我国第一部心理健康蓝皮书《中国国民心理健康发展报告(2017—2018)》指出，有 15% 的人心理健康状况较差，可能有轻到中度的心理问题；2% ~3% 的人心理健康状况很差，有中到重度的心理问题。截至 2017 年底，全国各类精神障碍患者达 1 亿人以上，重症者超 1600 万人，在册严重精神障碍患者已达 581 多万人。心理健康已成为全社会关注的重要话题。

在各种原因的作用下，部分大学生会出现精神障碍。一旦出现精神障碍，如何处理就成为家人、学生管理干部面临的重要问题。由于相关精神障碍知识缺乏，无论学生本人、学生家长，还是学生管理干部，在面对精神障碍时，都不十分清楚怎么办，不了解相关法律的规定。在实际工作中，有部分学生由于各种原因不能及时送医治疗，出现人身伤害事故，给家庭和社会造成严重伤害。

针对这种情况，笔者根据多年工作经验编写了《精神卫生法背景下的精神障碍的识别与干预》。本书对各种疑难问题作出细致的法律解读，为家人、学生管理干部处理学生精神障碍提供相关法律指导。此外，本书还对疑似精神障碍的相关知识、精神障碍的诊断、住院治疗程序、监护人的法律责任、学校的法律责任、精神障碍专业医疗机构责任、心理咨询师的责任、精神障碍的预防等都作了相关描述。本书的章节安排与《中华人民共和国精神卫生法》一致，每一章根据需要选取法律条文、典型案例、相关链接等板块进行编写。需要说明的是，考虑到读者的阅读有效性，本书只选取了与大学生心理健康教育紧密相关的条文进行解读。

笔者希望通过对这些条款的解读，提高学生、家人、学生管理干部对相关知识的了解和掌握，使得精神障碍的学生都能够及时得到治疗，最大限度减少学生由于精神障碍而导致身心伤害事故的发生。

书中不足之处，恳请各位读者批评指正。

唐海波

2019 年 6 月

目录

Contents

绪 论

《中华人民共和国精神卫生法》是一部规范精神障碍患者治疗、保障精神障碍患者权益和促进精神障碍患者康复的法律。2012 年 10 月 26 日，十一届全国人大常委会第二十九次会议表决通过了《中华人民共和国精神卫生法》。自 2013 年 5 月 1 日起，《中华人民共和国精神卫生法》正式实施。《中华人民共和国精神卫生法》(简称《精神卫生法》)共七章八十五条，对精神卫生工作的方针原则和管理机制、心理健康促进和精神障碍预防、精神障碍的诊断和治疗、精神障碍的康复、保障措施、法律责任等作了规定。

《精神卫生法》的出台背景

2011 年，卫生部部长陈竺在向全国人大常委会做精神卫生法草案说明时指出，精神卫生既是全球性的重大公共卫生问题，也是较为严重的社会问题。精神卫生问题的严重性在中国十分突出。2009 年公布的一项涵盖浙江、山东、甘肃、青海四省 18 岁以上个体的抽样调查结果显示，成年人群精神障碍总现患率超过 17%，其中心境障碍为 6.1%、焦虑障碍为 5.6%、物质滥用障碍为 5.9%，焦虑障碍、抑郁症患者在近几年新增病例中占比明显升高。世界卫生组织的最新数据显示，全球每 4 人中就有一人需要精神治疗，但由于精神健康相关科普教育不足，部分民众把失眠、头痛、头晕等症状当作单纯的躯体问题，甚至把抑郁症、焦虑症当作一般的情绪问题来处理，造成很多患者未能得到及时治疗，康复和治疗效果受到严重影响。精神障碍在中国疾病总负担中排名居首位，约占疾病总负担的 20%。

《精神卫生法》的立法思路

一是坚持预防、治疗、康复并重，减少精神障碍的发生，提高治疗、康复水平。

二是通过规范诊疗活动、加大救助力度，切实保护精神障碍患者的合法权益和人格尊严。

三是科学设置非自愿住院医疗制度，明确条件、严格程序，努力与国际通行做法相衔接，确保精神障碍患者不因贫困得不到救治，确保肇事肇祸等严重精神障碍患者不因疏于管理而伤害自身或者危害社会、他人，确保无须住院治疗的公民不因程序、制度缺失而被强制收治。

四是合理分配各方责任，建立政府、家庭和社会共同承担、负担适度的符合我国国情的精神卫生工作机制；同时，尽可能与现行法律制度相衔接，充分利用现有机制，减少制度执行成本。

《精神卫生法》的立法进程

1. 卫生部起草阶段(1985 年—2007 年，用时 22 年)

1985 年 8 月，卫生部指示四川、湖南两省卫生厅组成专家小组，起草精神卫生法。

1988 年，刘协和教授主笔的《中华人民共和国精神卫生法》(简称《精神卫生法(草案)》)第 1 稿形成。其后，“数易其稿”。卫生部成立专门起草小组。

1999 年 12 月，卫生部有关司局组织修改《精神卫生法(草案)》第 11 稿。

2000 年 11 月，卫生部成立精神卫生立法领导小组，进行立法的调研工作。

2. 国务院法制办审查修改阶段(2007 年底—2011 年 9 月)

国务院法制办多次审查修改《精神卫生法(草案)》，特别两次征求了世界卫生组织等国际组织的意见，并分专题召开专家论证会。

2011 年 6 月，《精神卫生法(草案)》向全社会公开征求意见。

3. 全国人大常委会审议阶段(2011 年 9 月—2012 年 10 月)

2011 年 9 月 19 日，国务院常务会议讨论并且原则通过《精神卫生法(草案)》。

2011 年 10 月 24 日，《精神卫生法(草案)》一审。草案明确，精神卫生立法的核心是强制收治程序；“被精神病”责任人可能被追究民事、刑事责任。

2011 年 10 月 29 日，《精神卫生法(草案)》及其说明在中国人大网公布，向社会公开征集意见。

2012 年 8 月 27 日，《精神卫生法(草案)》二审。

2012 年 10 月 23 日，《精神卫生法（草案）》三审。

2012 年 10 月 26 日，《精神卫生法》通过全国人大常委会表决。

4. 实行及修正阶段（2013 年 5 月至今）

2013 年 5 月 1 日起，《精神卫生法》开始实行。

2018 年 4 月 27 日，第十三届全国人民代表大会常务委员会第二次会议对其进行了修正。

《精神卫生法》的出台目的

《精神卫生法》出台的目的就是使精神障碍患者合法权益维护有法可依，主要表现在以下四个方面：

1. 保障精神障碍患者可得到及时有效的治疗

《精神卫生法》第二十八条明确规定："除个人自行到医疗机构进行精神障碍诊断外，疑似精神障碍患者的近亲属可以将其送往医疗机构进行精神障碍诊断。对查找不到近亲属的流浪乞讨疑似精神障碍患者，由当地民政等有关部门按照职责分工，帮助送往医疗机构进行精神障碍诊断。疑似精神障碍患者发生伤害自身、危害他人安全的行为，或者有伤害自身、危害他人安全的危险的，其近亲属、所在单位、当地公安机关应当立即采取措施予以制止，并将其送往医疗机构进行精神障碍诊断。医疗机构接到送诊的疑似精神障碍患者，不得拒绝为其作出诊断。"

《精神卫生法》第六十八条规定："县级以上人民政府卫生行政部门应当组织医疗机构为严重精神障碍患者免费提供基本公共卫生服务。精神障碍患者的医疗费用按照国家有关社会保险的规定由基本医疗保险基金支付。医疗保险经办机构应当按照国家有关规定将精神障碍患者纳入城镇职工基本医疗保险、城镇居民基本医疗保险或者新型农村合作医疗的保障范围。县级人民政府应当按照国家有关规定对家庭经济困难的严重精神障碍患者参加基本医疗保险给予资助。医疗保障、财政等部门应当加强协调，简化程序，实现属于基本医疗保险基金支付的医疗费用由医疗机构与医疗保险经办机构直接结算。精神障碍患者通过基本医疗保险支付医疗费用后仍有困难，或者不能通过基本医疗保险支付医疗费用的，医疗保障部门应当优先给予医疗救助。”

2. 最大限度防止“被精神病”

为有效防止“被精神病”现象的发生，《精神卫生法》第三十条规定：“精神障碍患者的住院治疗实行自愿原则。”对严重精神障碍患者实行非自愿住院的两种情形是：已经发生伤害自身的行为，或者有伤害自身的危险的；已经发生危害他人安全的行为，或者有危害他人安全的危险的。精神障碍患者已经发生危害他人安全的行为，经其监护人同意，医疗机构应当对患者实施住院治疗；监护人不同意的，医疗机构不得对患者实施住院治疗。监护人应当对在家居住的患者做好看护管理。精神障碍患者有危害他人安全的危险的，患者或其监护人对需要住院治疗的诊断结论有异议，不同意实施住院治疗的，可以要求再次诊断和鉴定。要求再次诊断的，应当自收到诊断结论之日起三日内向原医疗机构或其他具有合法资质的医疗机构提出。承担再次诊断的医疗机构应当在接到再次诊断要求后指派二名初次诊断医师以外的精神科执业医师进行再次诊断，并及时出具结论。承担再次诊断的执业医师应当到收治患者的医疗机构面见、询问患者，该医疗机构应当予以配合。对再次诊断结论有异议的，可以自主委托依法取得执业资质的鉴定机构进行精神障碍医学鉴定；医疗机构应当公示经公告的鉴定机构名单和联系方式。接受委托的鉴定机构应当指定本机构具有该鉴定事项执业资格的二名以上鉴定人共同进行鉴定，并及时出具鉴定报告。

针对被大家广泛关注的“被精神病”，《精神卫生法》从防范“被精神病”到发展精神卫生事业、维护精神障碍患者的合法权益，从精神障碍的预防和患者康复到社会公共安全和强制治疗问题等都做了详细的规定。特别是该法明确了精神障碍患者住院实行自愿原则，设计了非自愿治疗的前提条件，被视为立法的重大突破。“被精神病”是极个别事件，在我国，更严重的问题是很多应该接受治疗的人未能接受治疗。在整个立法中，防止“被精神病”只是一个方面，实际上这部法律的宗旨是促进全面的精神健康。由于和身体患病不一样，精神障碍患者经常出现不承认得病、不愿意治疗的情况，一般会由监护人或某些组织送到医院，而谁有权力决定接不接受治疗、什么时候出院，成为《精神卫生法》立法的焦点。《精神卫生法》明确指出，在确诊患者不会伤害自己、危害别人的情况下，必须让患者自己决定接不接受治疗、什么时候出院，否则医生就已经违法了。比如，患者要求出院，医生考虑还需巩固一段时间，没有同意其出院，那么医生极有可能涉嫌违法了。自愿住院治疗的精神障碍患者可以随时要求出院，医疗机构应当同意。医疗机构认为精神障碍患者不宜出院的，应当告知其不宜出院的理由；患者或者其监护人仍要求出院的，执业医师应当在病历资料中详细记录告知的过程，同时提出出院后的医学建议，患者或者其监护人应当签字确认。

3. 对两种“心理医生”明确划分

《精神卫生法》对心理咨询与心理治疗给出了明确定义。心理治疗是指在医疗机构中实施的专门的心理治疗；心理咨询是指在医疗机构以外的各种机构、组织、社区中对普通人而非患者开展的心理健康促进活动。

《精神卫生法》第二十三条明确规定，“心理咨询人员应当提高业务素质，遵守执业规范，为社会公众提供专业化的心理咨询服务”，并规定，“心理咨询人员不得从事心理治疗或者精神障碍的诊断、治疗。心理咨询人员发现接受咨询的人员可能患有精神障碍的，应当建议其到符合法律规定的医疗机构就诊。”第五十一条规定：“心理治疗活动应当在医疗机构内开展。专门从事心理治疗的人员不得从事精神障碍的诊断，不得为精神障碍患者开具处方或者提供外科治疗。心理治疗的技术规范由国务院卫生行政部门制定。”

4. 防止侵权行为的发生

《精神卫生法》第七十八条规定：“违反本法规定，有下列情形之一，给精神障碍患者或者其他公民造成人身、财产或者其他损害的，依法承担赔偿责任：

（一）将非精神障碍患者故意作为精神障碍患者送入医疗机构治疗的；

（二）精神障碍患者的监护人遗弃患者，或者有不履行监护职责的其他情形的；

（三）歧视、侮辱、虐待精神障碍患者，侵害患者的人格尊严和人身安全的；

（四）非法限制精神障碍患者人身自由的；

（五）其他侵害精神障碍患者合法权益的情形。”

监护人出现上述情形，侵害精神障碍患者合法权益，如拒绝为患者办理出院手续，将患者长期遗弃在精神病院，造成人身、财产或者其他损害的，将依法承担赔偿责任。

《精神卫生法》的颁布实施对于规范精神卫生服务、预防精神障碍发生、维护精神障碍患者的合法权益，具有重要意义，填补了我国精神卫生领域的法律空白，是具有里程碑意义的大事，标志着精神卫生工作从此进入了法制化管理的时代。

《精神卫生法》的重点内容

1. 权益保障

在总则中规定，精神障碍患者的人格尊严、人身和财产安全等宪法规定的公民基本权利不受侵犯，享有的受教育、劳动、医疗、从国家和社会获得物质帮助等合法权益受法律保护；全社会应当尊重、理解、关爱精神障碍患者，任何组织或者个人不得歧视、侮辱、虐待精神障碍患者，不得非法限制精神障碍患者的人身自由。

《精神卫生法》还规定精神障碍诊断、治疗应遵循的基本原则包括：精神障碍的诊断、治疗，应当遵循维护患者合法权益、尊重患者人格尊严的原则，保障患者在现有条件下获得最有利的精神卫生服务；精神障碍的诊断应当以精神健康状况为依据；除法律另有规定外，不得违背本人意志进行确定其是否患有精神障碍的医学检查；精神障碍的诊断应当由精神科执业医师作出；精神障碍的住院治疗实行自愿原则；医疗机构及其医务人员应当将精神障碍患者在诊断、治疗过程中享有的权利，告知患者或者其监护人，并遵循精神障碍诊断标准和治疗规范，制定治疗方案，向患者或者其监护人告知治疗方案和治疗方法、目的以及可能产生的后果等。

2. 预防康复保障制度

在精神障碍的预防方面，《精神卫生法》设专章详细规定了各级政府及有关部门、社会团体、村民委员会和居民委员会、用人单位、各级各类学校、医疗卫生机构等在开展精神卫生的宣传和健康教育方面的责任；设定了心理咨询工作的基本规范。在精神障碍的康复、保障方面，法律规定，县级人民政府根据本行政区域的实际情况，统筹规划，建立精神障碍患者社区康复机构；县级以上地方政府应当采取措施鼓励和支持社会力量举办从事精神障碍诊断、治疗的医疗机构和精神障碍患者康复机构；基层卫生服务机构应当建立严重精神障碍患者的健康档案，对在家居住的严重精神障碍患者进行定期随访，指导患者服药和开展康复训练，并对患者的监护人进行精神卫生知识和看护知识的培训；残疾人组织或者残疾人康复机构应当根据精神障碍患者康复的需要，组织患者参加康复活动；用人单位应当根据精神障碍患者的实际情况，安排患者从事力所能及的工作，保障患者享有同等待遇；等等。

3. 非自愿住院医疗制度

为了有针对性地解决存在的突出问题，《精神卫生法》对非自愿住院医疗制度作了全面规定。

法律明确规定非自愿住院医疗措施的适用条件，即只有严重精神障碍患者，已经发生伤害自身、危害他人安全的行为或有伤害自身、危害他人安全的危险的，才能对患者实施非自愿住院医疗；严格规范非自愿住院医疗制度的适用程序，包括诊断时间、诊断医生人数等特殊要求；为当事人及其监护人提供充分的异议程序。

法律规定，当事人或者其监护人对非自愿住院医疗结论有异议的，可以选择原医疗机构或其他具有合法资质的医疗机构进行复诊；对复诊结论有异议、要求鉴定的，由当事人或者其监护人自主委托依法取得执业资质的鉴定机构进行精神障碍医学鉴定；诊断、鉴定结论表明当事人不是精神障碍患者或者不需要实施非自愿住院医疗的，任何单位或者个人不得限制其离开医疗机构。

法律规定了入院后的纠错机制。对非自愿住院患者，医疗机构应当组织精神科执业医师定期进行检查评估，评估结果表明患者不需要继续住院治疗的，医疗机构应当立即通知患者本人及其监护人，患者本人或者其监护人可以依法办理出院手续；县级以上地方人民政府卫生行政部门应当定期对本行政区域内从事精神障碍诊断、治疗的医疗机构进行检查，发现违法行为的，应当立即制止或者责令纠正，并依法作出处理。

根据这部法律，精神障碍的鉴定为医学鉴定，而非司法鉴定。为防止“错判”“误判”，法律增加了法律救济渠道，规定精神障碍患者或者其监护人、近亲属认为行政机关、医疗机构或者其他有关单位和个人违反本法规定侵害患者合法权益的，可以依法提起诉讼。

《精神卫生法》的贡献与不足

《精神卫生法》最大的贡献是确立了“非自愿住院的危险性原则”，以此取代了原来的“自知力标准”。据此原则，除非达到“危险性”程度，精神障碍患者有权拒绝住院。第二个贡献在于，对于因有“危害他人安全的行为，或者有危害他人安全的危险”而住院的，患者或其监护人可要求再次诊断和鉴定。这对防止精神病（指严重的精神障碍）收治制度被滥用做了比较充分的制度安排。第三个贡献在于，明确赋予患者在认为自身合法权益受到侵害时向法院提起诉讼的权利。

由精神科医学界推动的《精神卫生法》，远不是精神障碍患者的权利保护法，远未摆脱生物医学模式与部门利益主宰；概念性的患者诉讼权利，也缺乏可操作性。此外，家庭责任过重、监护权过大的问题，不仅没有解决，反而通过立法进一步固化。目前这部法律最大的制度性缺陷在于，无法防止近亲属滥用监护权。

《精神卫生法》第一项缺陷在于，可能导致监护制度呈现以下问题：

第一，监护权的设置，无法排除利益冲突。医疗机构没有任何审查机制用以排除与患者存在利益冲突的人。如果监护人得不到患者信任，甚至侵害患者权益，医疗机构不会排除这样的监护人，仍由他们代表患者作出医疗决策。

第二，不同亲属成员间如果对监护权发生争议，没有解决机制。大量案例表明，医疗机构往往将送治人视为监护人，排除其他亲属意见。即使有其他亲属愿意帮助患者，患者也没机会申请变更或撤销监护人。

第三，患者本人查阅、复制病历的权利易受侵犯，存在巨大的滥用风险。《精神卫生法》规定，如果查阅、复制病历资料可能对患者治疗产生不利影响，只能由监护人查阅和复制。由于"对治疗产生不利影响"的含义极为宽泛，患者本人的此项权利很容易被剥夺。患者如不能查阅和复制自己的病历，就无法质疑医疗机构的收治决定，也无法通过诉讼保护自己的权益。

第二项缺陷在于，患者的诉讼权利缺乏可操作性。《精神卫生法》规定，精神障碍患者认为行政机关、医疗机构或其他有关单位和个人侵害其合法权益的，可以依法提起诉讼。但这项规定过于概括，缺乏可操作性。

首先，人身自由受限的住院精神障碍患者，无法亲自到法院起诉。其次，违背其意愿将其送入医疗机构的监护人，立场对立，几乎不可能协助其提起诉讼，甚至指示医疗机构以"避免妨碍治疗"为由，限制患者的通讯与会见探访者，使患者没有机会通过委托别人来行使诉讼权利。再加上如果患者查阅、复印病历作为诉讼证据的机会被监护人与医院合谋剥夺，那么诉讼权的实现，依然可能被全面封杀。

第三项缺陷在于，权利限制未设时限。《精神卫生法》没有对各种限制措施设定时间限制。一旦住院医疗费用由财政承担，如何防止患者长期住院，需制度细化。我国香港现行的精神健康条例规定，经法院裁决的强制住院期限为7天，之后可向政府设立的审裁会申请延期21天。我国台湾地区现行的精神卫生法也规定强制住院不得逾60日，如需延期应向多专业人士审查会申请。因此，如果立法不明确保障患者在住院期间有权委托代理人，并有权在医疗机构内会见其代理人，《精神卫生法》所承诺的诉讼权利就很难在现实中操作。加上各种权利限制都没有时限，如果患者在医疗机构内试图提起诉讼，反而很可能导致其住院时间被故意延长。

要避免上述制度缺陷对精神障碍患者乃至整个社会造成伤害，精神卫生领域的从业者以及社会各界，仍需不断探索和努力，以期达到更好的精神卫生立法和社会实践。

经典案例

国内2年+国外2年本科学习，同样的时间读两所大学！如今，一些国际合作办学项目受到不少家长的青睐，在他们看来，孩子学习成绩一般，这样既能上大学，又能到国外镀金。然而，某法院审理的一起案件给家长提了个醒，一定要根据孩子和学校的情况综合判断是否合适。在该案中，女孩李某某英语较差，出国后无法适应全外语环境，因此患上重度抑郁症，中途回国护理期间在家坠亡，家属将学校告上法庭。

法院审理查明，李某某于2011年9月考入某高校，专科学制。2013年7月，李某某(乙方)与该高校国际教育学院(甲方)签订《某高校国际教育学院与项目出国学生协议》，协议约定：李某某国外就读学校为某国国立理工大学会计专业。协议中，关于出国要求之一为，乙方学习成绩和外语达到外方学校要求，符合出国学习条件。关于学籍管理要求之一为，乙方到外方学校学习期间，需按学籍管理规定正常缴纳学费。若不按规定办理相关手续或不按期缴纳学费，其某高校的学籍将被注销，不再享受按国家招生规定录取的在校生的一切待遇，此后该学生的一切行为与某高校无关。李某某于2013年7月填写了《某高校保留学籍申请表》，声明本人自愿申请保留所在高校学籍，并承诺遵守协议约定及所在高校相关规定。

2013年7月，李某某赴某国学习。2013年10月底，某国国立理工大学老师把李某某送回国内。李某某的父母前往上海将李某某接回，此时李某某已经严重精神失常，被送往两家省级医疗机构就诊，诊断为重度抑郁症。后李某某的父母将其接回家中护理。2013年11月某日凌晨，李某某在家中坠楼身亡。

法院另查明，李某某出国前雅思英语考试成绩为4.0分。关于雅思4.0分的英语水平能力，在“百度百科”中，被描述为：“只限在熟悉的语境下，有基本的理解能力，在理解与表达上常发生问题，不能使用复杂英语。”对于这起人身损害赔偿纠纷案件，双方当事人争议的焦点问题是：被告某高校对李某某罹患抑郁症坠楼身亡是否应承担一定的赔偿责任？

法院经审理认为，在被告某高校和李某某的教育法律关系中，被告某高校存在一些不当行为，具有一定过错。这包括被告某高校没有对李某某进行必要的心理危机疏导及干预。李某某出国前雅思英语成绩为4.0分，该英语水平的学生在面对国外全英语教学环境、周围环境的全新变化以及与他人的交流障碍等情况时可能产生负面问题。被告某高校未在李某某出国前对其及其家长就此进行明确提示和说明；也未履行高校在与外方合作办学过程中高校应尽的谨慎的注意、审查、把关义务。被告某高校存在专升本的违规宣传和许诺。因此，在李某某罹患抑郁症坠楼身亡事件中，被告存在一定过错，被告的不当行为与损害后果之间具有一定的因果联系，应当承担一定的赔偿责任。

法院认为，根据医学常识和日常生活经验，环境和应激因素之间的交互作用以及这种交互作用的出现时点在抑郁症发生过程中具有重要的影响。在被告处读书期间，无证据证明被告某高校对李某某进行心理危机预防与干预的教育，李某某没有得到被告应提供的心理治疗待遇和社会（学校）支持系统帮助，而心理治疗和社会支持系统对预防本病产生和复发有非常重要的作用，学校及学生家长应尽可能解除或减轻患者过重的心理负担和压力，帮助患者解决生活、学习、工作中的实际困难及问题，提高患者应对能力，并积极为其创造良好的环境，以防抑郁症疾病的产生和复发。本案中，作为被告的某高校及学生家长的两原告，均无证据证明在上述方面对李某某进行过帮助，因此可以认定原、被告均有一定的过错。根据双方当事人的过错程度，法院酌定原、被告各自承担50%的民事责任。

此案终审判决被告某高校向两原告李某某的父母赔偿死亡赔偿金、

丧葬费、精神损害赔偿金、交通费等共计32万余元。

解读：这个判决下来了以后，在很多高校引起了非常大的震动。为什么？这所高校到底有没有责任？这名学生是在国外读书，巨大的学习压力下患了抑郁症，回到家里自杀的，那某高校有什么责任？责任在哪里？法院判决赔32万，说明这所高校有责任。高校如果追究责任人，那责任人是谁？这不得不引起大家思考！目前我们国家重视法制建设，依法治国，依法治校，依法管理，尤其是学生在遇到心理障碍的时候，我们怎么样来依法管理，这一点是我们必须高度重视的。

《精神卫生法》总共是七章，85条，本书重点解读和高校心理危机干预密切相关的26条。

（来源：《齐鲁晚报》，有修改）

第一章

总 则

01

法律条文

《精神卫生法》第四条　精神障碍患者的人格尊严、人身和财产安全不受侵犯。

精神障碍患者的教育、劳动、医疗以及从国家和社会获得物质帮助等方面的合法权益受法律保护。

有关单位和个人应当对精神障碍患者的姓名、肖像、住址、工作单位、病历资料以及其他可能推断出其身份的信息予以保密；但是，依法履行职责需要公开的除外。

条文解读

1. 什么是精神障碍?

精神障碍是指由各种原因引起的感知、情感和思维等精神活动的紊乱或异常，导致患者明显的心理痛苦或者社会适应等功能损害。常见的有情感性精神障碍、脑器质性精神障碍等。致病因素有多方面：先天遗传、个性特征及体质因素、器质因素、社会性环境因素等。许多精神障碍患者有妄想、幻觉、错觉、情感障碍、哭笑无常、自言自语、行为怪异、意志减退等症状，绝大多数病人缺乏自知力，不承认自己有病，不主动寻求医生的帮助。常见的精神障碍有：精神分裂症、躁狂抑郁性精神障碍、更年期精神障碍、偏执性精神障碍及各种器质性病变伴发的精神障碍等。

2. 什么是心理问题?

心理问题指一个人由于生理、心理或社会原因而导致的各种异常。这几乎是人人都可能遇到的，如失恋、落榜、人际关系冲突造成的情绪波动、失调，一段时间内不良心境造成的兴趣减退、生活规律紊乱甚至行为异常等。针对这些问题，大多数人往往进行自我调节或求助父母、亲朋、老师等帮助调节，假如通过这些调节方法仍无效果时，就需要找心理咨询医生寻求帮助。

3. 精神障碍学生具有的权益是什么?

《中华人民共和国宪法》规定了国家尊重和保障人权，对公民的人身与人格权进行保护，包括人身自由不受侵犯、人格尊严不受侵犯、住宅不受侵犯、通信自由和通信秘密受法律保护。这是国家尊重与保护人权的法律保障，体现了国家政权与政体在运行中，不但要尊重，还要主动地来保障人权的实现。那什么是人权？简单地概括就是人的一种尊严和价值，也就是人不同于动物而应当享有的尊严和价值。人权所包括的内容，一般来讲有三个部分：第一部分是自然权利，主要是指平等权、人的生命、人身自由、言论自由，其是人权最核心的含义。这类权利是每个人天生就有的，自然存在的。第二部分是国家赋予权利，即有了国家、有了政府以后才存在的一些权利，比如说选举权和被选举权这样一些政治权利。第三部分权利是社会权。社会权往往需要政府来提供救助、服务，比如劳动权，国家和政府不提供劳动和就业机会，那么公民劳动权就难以实现；物质帮助权，公民年老体弱生病，就需要通过国家和社会获得物质帮助；如果找不到工作，政府和国家要每个月给予生活保障。所以，在校的学生，他的人格尊严、人身和财产安全不应受到侵犯。患有精神障碍的学生，可办理休学手续进行治疗，学校不能开除或强制退学。

4. 为什么精神障碍患者的人格尊严、人身和财产安全不受侵犯？

这是《中华人民共和国宪法》赋予的公民权利。无论是普通公民，还是精神障碍患者，人格尊严、人身和财产安全都不能受到侵害。精神障碍患者是弱势群体，更不能受到侵犯，刑法针对侵害精神障碍患者等弱势群体的违法现象往往会加重处罚。

同时，精神障碍学生享有教育权，是从国家社会获得物质帮助的合法权利，是受到法律保护的。但当精神障碍学生家长和本人提出不再接受教育时，学校是可以接受并终止该生教育的。

此外，在不危及他人和公共安全时，精神障碍患者的隐私受到法律的保护，任何单位和个人无权公布其隐私情况，但当国家机关依法提取其个人信息时除外。

经典案例

由于被同学知道“精神分裂”，学生跳楼身亡

2016年圣诞夜，在某市中心城区一小区，某大学大三学生李某某从13楼家中跳下。在父母眼中她人如其名，优秀聪敏，他们怎么也想不通女儿为何要结束自己年轻的生命。在李某某的家人看来，跳楼身亡一事很有可能与学校关系重大，但校方对此避而不谈，还交代可能知情的舍友对家属回避，给他们造成巨大的二次精神伤害。对于其母亲郭女士来说，在12月19日晚上接到李某某辅导员叫她去某医院缴住院费之前，这个孩子几乎没有让她操心过。

当听到诊断结果为精神分裂症时，郭女士完全不能接受。据她回忆，在医院里的李某某非常害怕，辅导员和她的舍友都在场，她了解到李某某是在当天下午到学校心理咨询室进行咨询后被送往某医院的，但面对医生“住院治疗”的建议，她还是把孩子带回了家。回到家后，李某某情绪不佳，大部分时间躺在床上，且嘴里经常嘟囔“同学们都知道我有精神病，我以后怎么做人呢”。2016年12月23日，李某某想返校上学。郭女士联系学校，辅导员要求她到学校签署一份协议后才能让孩子返校。郭女士看到协议中写明“若要留校，必须有家长陪伴”“如果出了什么意外，由家长承担全部责任，与学校无关”等字句后拒绝签字。最后，李某某没能返校，继续待在家中。12月25日傍晚，李某某的姐姐喊她吃晚饭，她从房间出来坐到餐桌上一会儿后，马上冲回房间，反锁上房门，姐姐还来不及追进房间，李某某已从13楼一跃而下。

在家长看来，校方让李某某的舍友都知道了她有“精神病”是敏感的

女儿跳楼的直接原因。女儿为何会被突然送往精神病医院？去医院前校方为何不与家长联系？她在学校究竟发生了什么？女儿在学校的情况，家长一概不知。郭女士称曾多次想与校方沟通，无奈学校一直回避，辅导员也对此闭口不谈，而负责处理此事的分管后勤的老师甚至给出“要了解情况请走法律途径”这样的说法，让家长心理上难以接受。

李某某在学校表现到底如何？通过反复查看她的手机，郭女士发现她的朋友圈阳光上进，手机里还有她做家教的孩子家长向其请教子女教育问题的沟通过程，并未流露出精神状态不佳或想轻生的征兆。但12月19日下午6点多，她在与一名新认识的心理咨询师的语音对话中称自己找学校心理咨询老师聊过后，被建议服药治疗，她感到很害怕。为了进一步了解情况，郭女士联系到了李某某的男友小王，小王表示她从不曾向他提起自己有何心结，直到12月19日，小王接到李某某电话，称心情不太好，希望他能到学校陪她，但事出何因并不了解。1月12日中午某医院急诊科医生告诉记者：“根据李某某当时在医院的反应基本可以诊断其为精神分裂症。”

1月14日，学校宣传部书面回答了这些问题。综合整理如下：

(1)李某某在校学习成绩中等，担任课代表，性格内向，不爱说话。12月19日，因自己感觉精神状态不佳，下午主动到心理咨询老师处进行心理咨询。咨询中，李某某表现出焦虑、语无伦次、用头磕墙等情形，心理咨询老师判断其有较严重的心理问题，并在她突然离开咨询室后，将问题反馈给辅导员。之后辅导员与小王一起做其心理疏导工作，在此过程中，她情绪烦躁，行为表现异常。在校区门口附近有冲入三环辅道车流中的行为倾向，幸得小王和辅导员及时制止。情绪稍微稳定后，小王和辅导员陪同她去了医院。辅导员在送诊前和到医院后均尝试联系其母亲，但该生母亲电话未能接通。晚上 8 点 20 分左右辅导员联系上该生父母，告知了该生的现状并请父母到医院陪护。8 点 50 左右该生母亲来到医院。医生诊断后明确告知该生母亲该生患有精神障碍，建议住院观察治疗，但该生母亲不同意。

(2)根据该生对咨询师、辅导员以及男朋友的表述，其 15、16 日两天严重失眠，17 日英语六级未考好，17、18 日失眠更加严重，而且最近一段时间一直精神恍惚，课听不进，讲过的话马上就忘，自己有轻生念头，想伤害自己，但一直强忍着。

(3)12 月 19 日，辅导员通知了两位同学协助辅导员一同送医。出于同学友情，其他几位同学是自己相互通知到场的，所有陪同学生均另行乘车前往医院，未与李某某同车抵达，医生向该生母亲介绍病情时，其他同学均不在场，他们均不知晓诊断结果。

(4)12 月 23 日，学校再次劝该生母亲送孩子就医，辅导员还表示，如需要，愿意一起陪同，但家长未置可否。根据医生的诊断，本着为该生负责的态度，学校提出三种方案：第一，请正规医院出具诊断证明，证明该生无心理疾病；第二，与学校签订一份免责声明；第三，家长到校陪读，学校愿意调整出一个单间宿舍，供该生及该生监护人同住。该生母亲提出要回去再考虑。

对于校方的回复，郭女士提出几点质疑：第一，她在手机中并未看到辅导员在李某某送医前给其打的未接电话，并向记者提供了通话记录；第二，介绍病情时，前往医院的同学并未回避，这是导致女儿最终离世的直接原因；第三，校方并未提出家长到校陪读，愿意调整单间宿舍。

针对郭女士的第一点质疑，辅导员称自己没有郭女士现在的手机号码，打的是之前的，在向李某某了解到郭女士现在的手机号码后才在8点20分左右拨打了现在的号码，并提供了当晚的两个通话记录。郭女士认为，那个号码早在一年半之前就已停用，校方并未尽力在送医前及时通知家长。针对家长质疑的问题，两位法律专业人士发表了以下看法：

(1)学校在将李某某送往医院前未及时有效联系其家长，做法是否失当？

律师认为，《精神卫生法》第二十八条第二款规定“疑似精神障碍患者发生伤害自身、危害他人安全的行为，或者有伤害自身、危害他人安全的危险的，其近亲属、所在单位、当地公安机关应当立即采取措施予以制止，并将其送往医疗机构进行精神障碍诊断”。如果李某某之前确实发生了伤害自身、危害他人安全的行为，或者有伤害自身、危害他人安全的危险，学校出于对学生负责的态度，将其送往相关医疗机构进行诊治是得当的。当然，在送诊的同时是有必要通知家长的。学校虽然没有及时联系到家长，但已经尽到及时送诊的义务，且学校之后确实已通知到学生家长，从这个角度而言，学校方面并无过错。

(2)学生要求返校，校方让家长签协议是否合法？

律师认为，《中华人民共和国宪法》第四十六条规定：“中华人民共和国公民有受教育的权利和义务。”《精神卫生法》第四条中规定：“精神障碍患者的教育、劳动、医疗以及从国家和社会获得物质帮助等方面的合法权益受法律保护。”学校无权阻止李某某继续接受教育。但因李某某确有精神分裂症状，为保证学生人身安全，学校要求家长进一步治疗稳定后再行就读或者要求亲人陪伴等要求是合理合法的。如学校接受其继续就读，学校同样负有保障学生人身安全的义务，并不可能因该免责协议完全免除相关法律责任。

在法律规定的具有精神障碍的诊断和治疗资质的医疗机构作出合法权威的诊断确认学生患有精神障碍并需要治疗前，学校并不能对疑似有精神障碍的学生作出患有精神障碍的判断。且学校作为监管教育的机构，未经合法权威的诊断无权以此为由拒绝学生前来就学。

3. 校方让其舍友到场，导致小王的病情被同学知道，是否侵犯了其隐私？

律师认为，《精神卫生法》第四条规定："精神障碍患者的人格尊严、人身和财产安全不受侵犯。……有关单位和个人应当对精神障碍患者的姓名、肖像、住址、工作单位、病历资料以及其他可能推断出其身份的信息予以保密；但是，依法履行职责需要公开的除外。"由于当时李某某并未确诊，校方让李某某同学陪同到精神病医院并安抚李某某的做法在当时情境下是合理的，不能认定侵犯了李某某的隐私。有专家认为，学校应保护疑似患有精神障碍的学生的相关病情隐私。学校私自让学生舍友到精神病医院，导致学生的病情被同学知道的行为侵犯了其隐私。

（来源：《福建法治报》，有修改）

相关链接

1. 学生心理健康信息保密原则必须遵守。一定要公开的，也必须遵循保密例外原则

(1)心理咨询的保密原则。

①心理咨询师有责任向来访者说明咨询工作的保密原则，以及应用这一原则的限度。

②严格遵循保密原则，未经来访者许可，不泄露会暴露来访者秘密的信息，在团体咨询中，关于团体成员的自我揭露，心理咨询师必须事先设定守密标准。

③心理咨询工作中的有关信息，包括个案记录、测验资料、信件、录音、录像和其他资料，应在严格保密的情况下，作为档案及时送档案室进行保存。除了心理咨询师和档案管理员以外，任何其他人员都无权查看心理档案室档案材料。

④只有在来访者同意的情况下，才能对咨询过程进行录音、录像。因专业需要进行案例讨论、教学引用和科研写作时，应隐去那些可能据以辨认出来访者的有关信息，以保障来访者不被识别出来。

⑤对外界(如新闻界)提供有关来访者的信息时，有责任对来访者的姓名予以保密，并确定信息内容不对来访者构成侵犯或伤害。接受卫生、司法或公安机关法律规定的询问时，不得作出虚伪的陈述或报告。

⑥在心理咨询工作中，一旦发现来访者的行为可能对自己或他人的生命造成伤害时，必须采取必要措施，防止意外事件发生(如通知有关部门或家属)，并尽可能与其他专业人员会诊，但应将有关信息的暴露程度限制在最

小范围内。紧急情况处理过后，应设法让来访者对自己的行为负起责任。

(2)心理咨询的保密例外。

①已经获得来访者的披露信息授权的，心理咨询师应该严格按照约定范围使用该授权。

②法律要求心理咨询师披露的。职业规范不能对抗法律规定。来访者有杀人事实、谋杀计划、自杀计划、虐待老人和儿童以及其他重大犯罪行为的，心理咨询师必须向公安或者检察机关报告，这是每个公民的法定义务，心理咨询师也不能例外。

③心理咨询师在将案例用于学术活动时，须隐去来访者姓名、住址、电话等可以辨认出特定个人的个人化信息。

2. 和学生权益密切相关的法律法规

本部分主要节选《普通高等学校学生管理规定》(中华人民共和国教育部令第41号)与学生权益密切相关的第三章第四节——休学与复学和第五节——退学。

第四节　休学与复学

第二十五条　学生可以分阶段完成学业，除另有规定外，应当在学校规定的最长学习年限(含休学和保留学籍)内完成学业。

学生申请休学或者学校认为应当休学的，经学校批准，可以休学。休学次数和期限由学校规定。

第二十六条　学校可以根据情况建立并实行灵活的学习制度。对休学创业的学生，可以单独规定最长学习年限，并简化休学批准程序。

第二十七条　新生和在校学生应征参加中国人民解放军(含中国人民武装警察部队)，学校应当保留其入学资格或者学籍至退役后2年。

学生参加学校组织的跨校联合培养项目，在联合培养学校学习期间，学校同时为其保留学籍。

学生保留学籍期间，与其实际所在的部队、学校等组织建立管理关系。

第二十八条　休学学生应当办理手续离校。学生休学期间，学校应为其保留学籍，但不享受在校学习学生待遇。因病休学学生的医疗费按国家及当地的有关规定处理。

第二十九条　学生休学期满前应当在学校规定的期限内提出复学申请，经学校复查合格，方可复学。

第五节　退学

第三十条　学生有下列情形之一，学校可予退学处理：

（一）学业成绩未达到学校要求或者在学校规定的学习年限内未完成学业的；

（二）休学、保留学籍期满，在学校规定期限内未提出复学申请或者申请复学经复查不合格的；

（三）根据学校指定医院诊断，患有疾病或者意外伤残不能继续在校学习的；

（四）未经批准连续两周未参加学校规定的教学活动的；

（五）超过学校规定期限未注册而又未履行暂缓注册手续的；

（六）学校规定的不能完成学业、应予退学的其他情形。

学生本人申请退学的，经学校审核同意后，办理退学手续。

第三十一条　退学学生，应当按学校规定期限办理退学手续离校。退学的研究生，按已有毕业学历和就业政策可以就业的，由学校报所在地省级毕业生就业部门办理相关手续；在学校规定期限内没有聘用单位的，应当办理退学手续离校。

退学学生的档案由学校退回其家庭所在地，户口应当按照国家相关规定迁回原户籍地或者家庭户籍所在地。

02

法律条文

《精神卫生法》第五条　全社会应当尊重、理解、关爱精神障碍患者。

任何组织或者个人不得歧视、侮辱、虐待精神障碍患者，不得非法限制精神障碍患者的人身自由。

新闻报道和文学艺术作品等不得含有歧视、侮辱精神障碍患者的内容。

条文解读

为什么全社会应当尊重、理解、关爱精神障碍患者？

第一，限制精神障碍患者人身自由是违法的，精神障碍患者没有丧失自知力，不属于限制人身自由人群。任何组织和个人，不得歧视侮辱虐待精神障碍患者，不能非法限制精神障碍患者的人身自由。

第二，新闻报道和文学艺术作品的传播速度快，影响面广，对精神障碍患者的歧视侮辱会形成不良的社会风气，对精神障碍患者的内心造成创伤，还影响未成年人树立正确的三观。

经典案例

张某某曾是某县的高考理科“状元”，1997 年从某知名大学毕业，后因家庭变故等原因引发了精神障碍。由于家庭经济比较困难，没有得到及时治疗，病情日益严重。1999 年 1 月，为了防止他对别人乃至社会造成伤害，经家人和村里人商量，在村里打制了一个铁笼，将他装进笼子关进了山野的林场小屋。

出于某些特殊原因，监护人把精神障碍患者关起来、捆起来甚至锁起来等诸如此类的事情，或许已经不是新闻。整个社会给精神障碍患者的人文关怀似乎越来越少，精神障碍患者的正当权益也经常被忽视、被践踏。不过，2008 年 11 月 20 日，湖北省武汉市十二届人民代表大会常务委员会第十二次会议表决通过的《武汉市精神卫生条例》明确指出，禁止非法限制精神障碍患者的人身自由，即使主观上是为了避免精神障碍患者伤害他人或自己，也依然属于违法行为。

2001 年，张某某开始在武汉市某医院接受为期两年的免费治疗。出院时，他还能用流利的英语与人交流，周围的人都认为他的生活终于可以走上正轨，终于能够拥有灿烂美好的明天。但是，2003 年 11 月，当武汉市某医院的医务人员去看望张某某时却惊奇地发现，他连基本的生存都成了问题，竟然以捡破烂为生。医务人员将其带到医院检查发现，张某某的情况非常稳定，没有任何复发迹象，完全可以正常工作。然而，却没有任何一家单位聘用这位名牌大学毕业的本科生。据了解，因患精神障碍而失去工作的人不在少数。

为保障精神障碍患者的就业等权利，《武汉市精神卫生条例》规定，精神障碍患者康复后，依法享有入学、应试、就业等方面的权利，除国家另有规定外，有关单位不得以其曾患精神障碍为由，取消其入学、应试、就业等方面的资格。在劳动关系续存期间，精神障碍患者所在单位应当为其安排适当的工种或者岗位，在待遇和福利等方面不得歧视。

（来源：《法制日报》，有修改）

03

法律条文

《精神卫生法》第九条　精神障碍患者的监护人应当履行监护职责，维护精神障碍患者的合法权益。

禁止对精神障碍患者实施家庭暴力，禁止遗弃精神障碍患者。

条文解读

第一，监护人拒不履行对精神障碍患者的监护职责，犯了遗弃罪，若最后导致患者出现严重身心伤害，则法律规定，可根据情节轻重判处监护人最高为有期徒刑五年的处罚。对这种情况，律师应首先与监护人沟通，对其科普法律知识。若监护人仍拒绝履行义务，则可以提起诉讼，通过法律途径解决问题。

第二，对精神障碍患者实施家暴，遗弃精神障碍患者，侵犯了人权和生存权。知情人士可以立即对法院提起诉讼，让监护人受到法律的制裁，并让其履行相关责任。

《中华人民共和国刑法》第十八条规定："精神病人在不能辨认或者不能控制自己行为的时候造成危害结果，经法定程序鉴定确认的，不负刑事责任，但是应当责令他的家属或者监护人严加看管和医疗；在必要的时候，由政府强制医疗。间歇性的精神病人在精神正常的时候犯罪，应当负刑事责任。尚未完全丧失辨认或者控制自己行为能力的精神病人犯罪的，应当负刑事责任，但是可以从轻或者减轻处罚。醉酒的人犯罪，应当负刑事责任。"

《中华人民共和国刑法》第二百六十一条遗弃罪规定："对于年老、年幼、患病或者其他没有独立生活能力的人，负有扶养义务而拒绝扶养，情节恶劣的，处五年以下有期徒刑、拘役或者管制。"

遗弃罪的主要特征有以下几个方面：(1)犯罪对象必须是年老、年幼、患病或者其他没有独立生活能力的人；(2)犯罪的客观方面必须有遗弃行为，其行为方式主要表现为不作为，即行为人负有法定扶养义务，又有扶养能力却拒不履行这种义务，但是也可以使用作为的方式实施；(3)犯罪主体是特殊主体，即对于年老、年幼、患病或者其他没有独立生活能力的人负有扶养义务的人；(4)主观方面是故意犯罪，即行为人明知自己不履行扶养义务会给被扶养人造成困难，带来危害，仍拒绝履行法定扶养义务。犯罪动机如何，不影响本罪的成立。实践中，行为人将无行动能力的婴儿或者老人弃置于人迹罕至的地方，而造成被害人死亡的，应认定为故意杀人罪。

现实生活中少数家长对患有精神疾病的学生不管不问，认为看管孩子是学校的责任。这已经触犯了刑法第二百六十一条遗弃罪，学校可通过学校法律顾问对监护人发律师函，要求监护人切实配合学校将精神障碍学生及时送医治疗，否则可追究监护人的刑事责任。

第二章

心理健康促进和精神障碍预防

01

法律条文

《精神卫生法》第十六条　各级各类学校应当对学生进行精神卫生知识教育；配备或者聘请心理健康教育教师、辅导人员，并可以设立心理健康辅导室，对学生进行心理健康教育。学前教育机构应当对幼儿开展符合其特点的心理健康教育。

发生自然灾害、意外伤害、公共安全事件等可能影响学生心理健康的事件，学校应当及时组织专业人员对学生进行心理援助。

教师应当学习和了解相关的精神卫生知识，关注学生心理健康状况，正确引导、激励学生。地方各级人民政府教育行政部门和学校应当重视教师心理健康。

学校和教师应当与学生父母或者其他监护人、近亲属沟通学生心理健康情况。

条文解读

第一，各级各类学校应该配备专职的心理教师，设立心理健康辅导室；大学应开设相关心理课程，给学生提供心理咨询的条件。

第二，发生影响学生心理健康的公共事件时，学校有责任安排心理中心的老师尽快对相关同学进行心理干预。

第三，教师要学习和了解相关的精神卫生知识。因为当学生出现危机情况时，教师要能够与学生、学生监护人及时沟通。

经典案例

2018 年 6 月 5 日，某大学大四学生王某某从校外酒店 13 层坠楼身亡。6 月 12 日，学校官方微博发布的情况说明这样形容王某某，自入学起就显示出存在心理困扰，在校期间有异常行为发生。并指称，坠亡发生前师生均与王某某无任何接触，而且事发前由其母亲签字同意“由家长看护照顾并负责其人身安全”，但其母亲后来离开武汉。

其父母称从大一到大四，在与儿子的交流中也未曾发现过儿子心理、情绪有任何异常，而校方此前也未通知过家长说王某某心理、精神有问题，直到 2018 年 5 月 12 日母亲秦女士来校，辅导员也没有告知过儿子心理评估结论是“自杀风险非常高”，只是告知其“中度抑郁”的结果。5 月 15 日，秦女士曾将两张心理自评量表［焦虑自评量表（SAS）、抑郁自评量表（SDS）］给辅导员看。辅导员对测量表的结果表示怀疑，因为两张表上的结果显示“没有发现焦虑、抑郁症状”。但秦女士并没有将医生手写的病例和“症状自评量表 SCL-90”给辅导员看。她认为，既然 SAS 和 SDS 两张表已经得出“没有发现焦虑、抑郁症状”的结果，也就没有必要将病历和其他表给辅导员看。

案发经过是这样的，按校方安排，王某某本该在 6 月 4 日提交相关材料，参加毕业论文答辩。但他没有提交材料，也未现身，这引起同学和辅导员的注意。之后辅导员便联系了王某某母亲，母亲表示，自己没有陪护在王某某身旁，不清楚儿子去向。辅导员随后带 4 名同学寻人，并向辖区派出所通报情况，到次日凌晨 4 点仍没找到人，并将情况告知了王某某母亲。

凌晨 4 点 25 分，辅导员发短信告知，他在派出所，派出所说成年人一般失踪 24 小时报案，调取监控要等到上午 8 点 30 分以后。6 月 5 日 11 点多，秦女士接到辅导员的电话，说找到王某某了。秦女士以为儿子被学校送到了精神病院，带了不少衣服，要来陪孩子，把孩子带出来。之后辅导员又打电话问“来几个人，我们派车接”，这时秦女士感觉情况不好，在秦女士的追问下，辅导员说他们进酒店后，推开王某某的房门，没有看到王某某，然后下面就有人喊出事了。

6 月 5 日公安机关查到王某某入住某酒店，查看监控视频发现，6 月 5 日 10 点 17 分，辅导员等师生 3 人来到酒店，10 点 32 分，服务员带领两名老师到达 13 楼，10 时 34 分许，服务员带领老师进入事发房间。但 10 时 24 分许，王某某已坠楼。留在楼下的同学拨打 120、110，救护人员和警方随后赶到。坠楼发生之前，老师和同学均与王某某无任何接触。王某某父母认为，校方出动警察、保安等人员去酒店，在进入酒店前至敲门时，给儿子本来就脆弱的心理造成了极大压力，儿子才走上绝路。而且如果没有警察在场，酒店不会给学校老师开房门，这个是需要法律手续的，因此他们希望拿到从校方人员进酒店、上楼敲门找儿子的录像，想知道儿子与辅导员是否有过对话。

家属称，事发后，学校曾与家属进行过六次商谈，但没有提供文字的事故调查报告，曾有校方人员表示，可以给予10万元慰问金，家属表示无法接受。

解读：在这起案件中，校方既然已经在心理测评的过程中发现学生可能有自杀倾向，就应该对其行为多加关注，安排专业的心理老师对其进行心理干预，积极疏导，并且将真实的情况告知其监护人，与监护人保持良好密切交流；而监护人在被告知孩子已经出现抑郁症的情况下，应该陪在孩子身边，鼓励孩子积极接受治疗，而不是否认、遮掩事实，采取不重视的态度。双方都没有尽到自己应尽的义务，最终导致了悲剧的发生。

（来源：谷雨实验室，有修改）

相关链接

1. 高等学校学生心理健康教育指导纲要(教党〔2018〕41号)

心理健康教育是提高大学生心理素质、促进其身心健康和谐发展的教育，是高校人才培养体系的重要组成部分，也是高校思想政治工作的重要内容。为深入学习贯彻习近平新时代中国特色社会主义思想和党的十九大精神，推动全国高校思想政治工作会议精神落地生根，切实加强高校思想政治工作体系建设，进一步提升心理育人质量，根据原国家卫生计生委、教育部等22部门联合印发的《关于加强心理健康服务的指导意见》和中共教育部党组《高校思想政治工作质量提升工程实施纲要》的工作要求，特制定本指导纲要。

一、指导思想

深入学习贯彻习近平新时代中国特色社会主义思想，全面贯彻党的教育方针，把立德树人的成效作为检验学校一切工作的根本标准，着力培养德智体美全面发展的社会主义建设者和接班人。坚持育心与育德相统一，加强人文关怀和心理疏导，规范发展心理健康教育与咨询服务，更好地适应和满足学生心理健康教育服务需求，引导学生正确认识义和利、群和己、成和败、得和失，培育学生自尊自信、理性平和、积极向上的健康心态，促进学生心理健康素质与思想道德素质、科学文化素质协调发展。

二、总体目标

教育教学、实践活动、咨询服务、预防干预“四位一体”的心理健康教育工作格局基本形成。心理健康教育的覆盖面、受益面不断扩大，学生心理健康意识明显增强，心理健康素质普遍提升。常见精神障碍和心理行为问题预防、识别、干预能力和水平不断提高。学生心理健康问题关注及时、措施得当、效果明显，心理疾病发生率明显下降。

三、基本原则

——科学性与实效性相结合。根据学生身心发展规律和心理健康教育规律，科学开展心理健康教育工作，逐步完善心理健康教育和咨询服务体系，切实提高学生心理健康水平，有效解决学生思想、心理和行为问题。

——普遍性与特殊性相结合。坚持心理健康教育工作面向全体学生开展，对每个学生心理健康发展负责，关注学生个体差异，注重方式方法创新，分层分类开展心理健康教育，满足不同学生群体心理健康服务需求。

——主导性与主体性相结合。充分发挥心理健康教育教师、心理咨询师、辅导员、班主任等育人主体的主导作用，强化家校育人合力。尊重学生主体地位，充分调动学生主动性、积极性，培养自主自助维护心理健康的意识和能力。

——发展性与预防性相结合。加强心理健康知识的普及和传播，充分挖掘学生心理潜能，培养积极心理品质，促进学生身心和谐发展。重视心理问题的及时疏导，加强心理危机预防干预，最大限度预防和减少严重心理危机个案的发生。

四、主要任务

1. 推进知识教育。健全心理健康教育课程体系，结合实际，把心理健康教育课程纳入学校整体教学计划，规范课程设置，对新生开设心理健康教育公共必修课，大力倡导面向全体学生开设心理健康教育选修和辅修课程，实现大学生心理健康教育全覆盖。公共必修课程原则上应设置 2 个学分、32 ~ 36 个学时。完善心理健康教育教材体系，组织编写大学生心理健康教育示范教材，科学规范教学内容。开发建设《大学生心理健康》等在线课程，丰富教育教学形式。创新心理健康教育教学手段，有效改进教学方法，通过线下线上、案例教学、体验活动、行为训练、心理情景剧等多种形式，激发大学生学习兴趣，提高课堂教学效果，不断提升教学质量。

2. 开展宣传活动。加强宣传普及，通过举办心理健康教育月、“5 ?? 25”大学生心理健康节等形式多样的主题教育活动，组织开展各种有益于大学生身心健康的文体娱乐活动和心理素质拓展活动，不断增强心理健康教育吸引力和感染力。拓展传播渠道，充分利用广播、电视、书刊、影视、动漫等传播形式，组织创作、展示心理健康宣传教育精品和公益广告，传播自尊自信、乐观向上的现代文明理念和心理健康意识。创新宣传方式，主动占领网络心理健康教育新阵地，建设好融思想性、知识性、趣味性、服务性于一体的心理健康教育网站、网页和新媒体平台，广泛运用门户网站、微信、微博、手机客户端等媒介，宣传心理健康知识，倡导健康生活方式，提高心理保健能力。发挥学生主体作用，支持学生成立心理健康教育社团，组织开展心理健康教育活动，增长心理健康知识，提升心理调适能力，积极进行心理健康自助互助。强化家校育人合力，引导家长树立正确教育观念，以健康和谐的家庭环境影响学生，有效提升心理健康教育实效。

3. 强化咨询服务。优化心理咨询服务平台，加强硬件设施建设，设立心理发展辅导室、心理测评室、积极心理体验中心、团体活动室、综合素质训练室等，积极构建教育与指导、咨询与自助、自助与他助紧密结合的心理健康教育与咨询服务体系。完善体制机制，健全心理健康教育与咨询的值班、预约、转介、重点反馈等制度，通过个体咨询、团体辅导、电话咨询、网络咨询等多种形式，向学生提供经常、及时、有效的心理健康指导与咨询服务。实施分类引导，针对不同学段、不同专业学生，精准施策，因材施教，把解决思想问题、心理问题与解决实际问题结合起来，在关心呵护和暖心帮扶中开展教育引导。遵循保密原则，建立心理健康数据安全保护机制，保护学生隐私，杜绝信息泄露。

4. 加强预防干预。完善心理测评方式，优化量表选用，禁止使用可能损害学生心理健康的方法和仪器。科学分析经济社会快速发展、互联网新媒体应用快速推进、个人成长历程、家庭环境等因素对学生心理健康的深刻影响，准确把握学生心理健康状况及变化规律，不断提高心理健康素质测评覆盖面和科学性。健全心理危机预防和快速反应机制，建立学校、院系、班级、宿舍“四级”预警防控体系，完善心理危机干预工作预案，做好对心理危机学生的跟踪服务，注重做好特殊时期、不同季节的心理危机预防与干预工作，定期开展案例督导和个案研讨，不断提高心理危机预防干预专业水平。建立心理危机转介诊疗机制，畅通从学校心理健康教育与咨询机构到校医院、精神卫生专业机构的心理危机转介绿色通道，及时转介疑似患有严重心理或精神障碍的学生到专业机构接受诊断和治疗。

五、工作保障

1. 队伍建设。各高校要建设一支以专职教师为骨干、以兼职教师为补充，专兼结合、专业互补、相对稳定、素质良好的心理健康教育师资队伍。心理健康教育专职教师要具有从事大学生心理健康教育的相关学历和专业资质，要按照师生比不低于1∶4000配备，每校至少配备2名。心理健康教育师资队伍原则上应纳入高校思想政治工作队伍管理，要落实好职务(职称)评聘工作。设有教育学、心理学教学机构的高校，可同时纳入相应专业队伍管理。积极组织开展师资队伍培训，保证心理健康教育专职教师每年接受不低于40学时的专业培训，或参加至少2次省级以上主管部门及二级以上心理学专业学术团体召开的学术会议。充分调动全体教职员工参与心理健康教育的主动性和积极性，重视对班主任、辅导员以及其他从事高校思想政治工作的干部、教师开展心理健康教育知识培训。

2. 条件保障。各高校应落实心理健康教育专项工作经费，配备必要的办公场地和设备。有条件的高校，要建立相对独立的心理健康教育与咨询机构和院(系)二级心理辅导站。要建设校内外心理健康教育素质拓展基地，培育高校心理健康教育优秀工作案例，辐射推动区域和全国高校心理健康教育工作。

六、组织实施

1. 组织管理。各级教育工作部门要切实加强对学生心理健康教育工作的统一领导和统筹规划，积极支持开展大学生心理健康教育工作，要将心理健康教育工作作为高校思想政治工作测评和文明校园创建的重要内容。各高校要将心理健康教育纳入学校改革发展整体规划，纳入人才培养体系、思想政治工作体系和督导评估指标体系。要明确心理健康教育工作牵头负责职能部门，构建校内各部门统筹协调机制，研究制定心理健康教育的工作规划和相关制度。

2. 评估督导。各级教育工作部门要研究制定大学生心理健康教育工作的评价与督导指标体系，组织或委托心理学专家以及实践工作者，定期对学生心理健康教育工作开展评估、督导。评估、督导内容包括学校重视和支持程度、机构设置情况、专项经费保障、师资队伍建设、教学科研、开展辅导或咨询情况以及工作实效等。

3. 科学研究。各级教育工作部门和各高校要推动开展心理健康教育基础理论研究，逐步形成具有中国特色的心理学、教育学学科体系、学术体系、话语体系，促进研究成果转化及应用。开展心理健康教育相关理论和技术的实证研究，促进临床服务规范。开展心理健康问题的早期识别与干预研究，推广应用效果明确的心理干预技术和方法。

全国民办高校和中外合作办学类高校学生心理健康教育工作，参照本指导纲要执行。

2.《普通高等学校学生心理健康教育课程教学基本要求》(教思政厅〔2011〕5号，简称《基本要求》)

加强和改进大学生心理健康教育是全面落实教育规划纲要、促进学生健康成长、培养造就高级专门人才的重要途径，是全面贯彻党的教育方针、建设人力资源强国的重要举措，是全面提高高等教育质量、加强和改进大学生思想政治教育的重要任务。为充分发挥课堂教学在大学生心理健康教育工作中的主渠道作用，根据《中共中央国务院关于进一步加强和改进大学生思想政治教育的意见》(中发〔2004〕16号)、《教育部卫生部共青团中央关于进一步加强和改进大学生心理健康教育的意见》(教社政〔2005〕1号)、《教育部办公厅关于印发〈普通高等学校学生心理健康教育工作基本建设标准(试行)〉的通知》(教思政厅〔2011〕1号)等文件精神，特制定本基本要求。各高校要根据学生心理健康教育的需要，结合本校实际，制定科学、系统的教学大纲，组织实施相应的教育教学活动，保证学生在校期间普遍接受心理健康课程教育。

一、课程性质与教学目标

高校学生心理健康教育课程是集知识传授、心理体验与行为训练为一体的公共课程。课程旨在使学生明确心理健康的标准及意义，增强自我心理保健意识和心理危机预防意识，掌握并应用心理健康知识，培养自我认知能力、人际沟通能力、自我调节能力，切实提高心理素质，促进学生全面发展。

通过课程教学，使学生在知识、技能和自我认知三个层面达到以下目标。

知识层面：通过本课程的教学，使学生了解心理学的有关理论和基本概念，明确心理健康的标准及意义，了解大学阶段人的心理发展特征及异常表现，掌握自我调适的基本知识。

技能层面：通过本课程的教学，使学生掌握自我探索技能，心理调适技能及心理发展技能。如学习发展技能、环境适应技能、压力管理技能、沟通技能、问题解决技能、自我管理技能、人际交往技能和生涯规划技能等。

自我认知层面：通过本课程的教学，使学生树立心理健康发展的自主意识，了解自身的心理特点和性格特征，能够对自己的身体条件、心理状况、行为能力等进行客观评价，正确认识自己、接纳自己，在遇到心理问题时能够进行自我调适或寻求帮助，积极探索适合自己并适应社会的生活状态。

二、主要教学内容

第一部分：了解心理健康的基础知识

通过本部分的学习，使学生了解心理健康的标准及意义，了解异常心理的表现，树立正确的心理健康观念。

（一）大学生心理健康导论

教学目标：通过教学使学生了解心理健康知识、大学生心理健康的标准，树立正确的心理健康观念，能够自主地调整心理状态，维护自身的心理健康。

教学内容：

1. 认识心理活动的特点和实质；

2. 了解大学生心理发展的特点；

3. 掌握大学生心理健康的标准；

4. 了解影响大学生心理健康的主要因素。

教学方法：课堂讲授、课堂活动、案例分析

（二）大学生心理咨询

教学目标：通过教学使学生了解心理咨询的基本概念和功能、心理咨询的内容与类型，建立正确的心理咨询观念以及自助求助的意识。

教学内容：

1. 心理咨询的概念和功能；

2. 大学生心理咨询的意义和特点；

3. 大学生心理咨询的内容与类型。

教学方法：课堂讲授、课堂活动、角色扮演

（三）大学生心理困惑及异常心理

教学目标：通过教学使学生了解常见的大学生心理困惑及异常心理，了解心理疾病，懂得哪些状态可以通过自我调整或心理咨询进行解决，哪些心理疾病需要专业医疗机构诊治。

教学内容：

1. 大学生常见的心理困惑及异常心理；

2. 大学生常见的心理疾病及其应对。

教学方法：课堂讲授、小组讨论、案例分析

第二部分：了解自我，发展自我

（一）大学生的自我意识与培养

教学目标：通过教学使学生认识自我发展的重要性，了解并掌握自我意识发展的特点，能够识别在自我意识发展过程中出现的偏差及原因，并能够对其进行调适，建立自尊自信的自我意识。

教学内容：

1. 自我意识概述；

2. 大学生自我意识发展的特点；

3. 大学生自我意识偏差及其调适；

4. 自我意识的评估。

教学方法：课堂讲授、心理测试、案例分析、体验活动

（二）大学生人格发展与心理健康

教学目标：通过教学使学生了解人格的基本知识、当代大学生的人格特征和自我人格发展状况，掌握大学生常见人格缺陷的表现、形成原因及调适方法。

教学内容：

1. 人格概述；

2. 大学生的人格特征；

3. 人格发展异常的表现与评估；

4. 大学生人格完善的途径和调适方法。

教学方法：课堂讲授、心理测试、案例分析

第三部分：提高自我心理调适能力

（一）大学期间生涯规划及能力发展

教学目标：通过教学帮助学生了解在大学期间需要发展的能力目标，并在此基础上对自己的大学生涯进行规划，有目的地安排自己的时间，更好适应大学生活，获得自我发展。

教学内容：

1. 大学生活的特点及生涯规划；

2. 大学生能力概述及发展目标；

3. 大学期间生涯规划的制定；

4. 学会时间管理。

教学方法：课堂讲授、小组讨论

（二）大学生学习心理

教学目标：通过教学使学生了解大学学习活动的基本特点与学习心理特点，了解大学生学习心理障碍的表现及成因，学会调适学习心理障碍，使自己拥有良好的学习心理状态。

教学内容：

1. 大学生学习特点与心理机制；

2. 大学生学习能力的培养及潜能开发；

3. 大学生常见的学习心理障碍及调适。

教学方法：课堂讲授、案例分析、小组讨论

（三）大学生情绪管理

教学目标：通过教学使学生了解自身的情绪特点，掌握情绪调适的方法，自主调控情绪，保持良好的情绪状态。

教学内容：

1. 情绪概述；

2. 大学生情绪特点及其影响；

3. 培养良好的情绪；

4. 不良情绪的表现及调适。

教学方法：课堂讲授、情景表演、案例分析、团体训练

（四）大学生人际交往

教学目标：通过教学使学生了解人际交往的意义、特点及类型，理解影响大学生人际交往的因素，掌握基本的交往原则和技巧，了解人际关系障碍的类型及调适方法，增强人际交往能力。

教学内容：

1. 人际关系概述；

2. 大学生人际交往及影响因素；

3. 大学生人际交往原则及技巧；

4. 大学生人际关系障碍及调适。

教学方法：课堂讲授、情景表演、案例分析、团体训练

（五）大学生性心理及恋爱心理

教学目标：通过教学使学生了解自身性生理和心理的发展，认识大学生恋爱心理的特点，了解大学生在性心理和恋爱心理方面存在的问题，形成对性心理和恋爱心理的正确认识。

教学内容：

1. 性心理的发展和大学生性心理的特点；

2. 大学生性心理问题及调适；

3. 大学生恋爱心理发展的规律特点和常见问题；

4. 培养健康恋爱观和择偶观。

教学方法：课堂讲授、案例分析、小组讨论

（六）大学生压力管理与挫折应对

教学目标：通过教学使学生正确理解压力和挫折，了解大学生压力及挫折的主要来源，了解压力与挫折对人生的意义，学会正确管理压力和应对挫折。

教学内容：

1. 压力和挫折概述；

2. 大学生压力和挫折的产生与特点；

3. 压力和挫折对大学生心理的影响；

4. 压力管理与挫折应对。

教学方法：课堂讲授、心理测试、案例分析、小组讨论

（七）大学生生命教育与心理危机应对

教学目标：通过教学使学生认识生命，尊重生命，珍爱生命，帮助大学生识别心理危机的信号，掌握初步的干预方法，预防心理危机，维护生命安全。

教学内容：

1. 生命的意义；

2. 大学生心理危机的表现；

3. 大学生心理危机的预防与干预。

教学方法：课堂讲授、心理测试、角色扮演、小组讨论

三、课程设置与教材使用

按照《基本要求》，各高校应当根据学生培养目标，结合本校实际情况，设计心理健康教育课程体系。以下是两种课程开设方式，供设计课程体系时参考：

1. 开设一门“大学生心理健康教育”公共必修课程，覆盖全体学生。

2. 在第一学期开设一门“大学生心理健康教育”公共必修课程，在其他学期开设相关的公共选修课程，形成系列课程体系。有条件的可以增开与大学生素质教育、心理学专业知识有关的选修课程。

每种方式的课程内容由学校结合实际科学确定，但应包括《基本要求》的主要教学内容。

课程教材使用优质教材。

四、教学模式与教学方法

1. 高校学生心理健康教育课程既有心理知识的传授，心理活动的体验，还有心理调适技能的训练等，是集知识、体验和训练为一体的综合课程。课程要注重理论联系实际，注重培养学生实际应用能力。

2. 课程要充分发挥师生在教学中的主动性和创造性。教师要尊重学生的主体性，充分调动学生参与的积极性，开展课堂互动活动，避免单向的理论灌输和知识传授。

3. 课程要采用理论与体验教学相结合、讲授与训练相结合的教学方法，如课堂讲授、案例分析、小组讨论、心理测试、团体训练、情境表演、角色扮演、体验活动等。

4. 在教学过程中，要充分运用各种资源，利用相关的图书资料、影视资料、心理测评工具等丰富教学手段。也可以调动社会资源，聘请有关专家，举办专题讲座等各类活动补充教学形式。

五、教学管理与条件支持

1. 要把高校学生心理健康教育课程纳入教学计划和培养方案。主干教育课程作为公共必修课设置2个学分，32~36个学时。延伸教育课程可根据学生情况和需要分布在不同学期开设。

2. 加强心理健康教育教师队伍建设。要建立师德高尚、业务精湛、结构合理、充满活力的心理健康教育专业化师资队伍，加强教师的培养和培训工作，鼓励教师积极开展教学研究和团队教学，参与心理咨询和心理训练。可以聘请有关方面专家加入教学队伍，创造性地开展各种形式的教学活动，促进教学水平和教学效果的不断提高。鼓励有条件的辅导员参与相应课程教学。

3. 要积极创造条件，为课程教学提供必要的设备和资料，如心理测评系统、心理教育软件、音像教学资料等，配备合适的教学场所。

六、组织实施与教学评估

1. 高校学生工作部门、教务部门、心理健康教育和咨询机构及相关学科教学研究单位共同组织实施课程开设工作。

2. 课程教学评估内容包括学生对知识的理解和掌握程度，以及学生心理调适能力的提高等方面，以学生解决实际问题的能力为评估重点。

02

法律条文

《精神卫生法》第二十一条　家庭成员之间应当相互关爱，创造良好、和睦的家庭环境，提高精神障碍预防意识；发现家庭成员可能患有精神障碍的，应当帮助其及时就诊，照顾其生活，做好看护管理。

条文解读

第一，家庭是人社会化的第一个场所，家庭的和睦对人的健康成长至关重要，良好的家庭氛围不仅不会成为精神障碍的归因，还能对相关疾病起到治愈作用。

第二，家庭承担着赡养的义务。当家庭成员出现精神障碍时，家庭对该成员物质与精神上的支持，能有效地将病症控制在初期，减少后续治疗的经济负担与心理折磨，是其他治疗方式不可替代的。

经典案例

精神病患者伤害案

2002 年 6 月 20 日，来到世上才 16 天的某村刘某某被他 17 岁的亲哥哥刘某一脚踩死。刘母回忆道，当日下午两点刚过，其正抱着婴儿玩耍，哥哥因小事和她拌嘴，突然猛地从她手中夺过弟弟，狠狠地摔在地上，又用力一脚踩去，转身一溜烟跑了，弟弟当即死亡。

2001 年 6 月，只有初中文化的刘某前往某地学习修理技术，不久便被诊断为精神分裂症，进而被送到精神卫生中心治疗，一个月后痊愈回家。三天后，病情复发，再次被送到精神卫生中心附属医院，两个月后出院，之后一直在家休养。

此前，刘某也偶尔骂人摔碗。自有了弟弟后，他常对母亲骂骂咧咧："多了个弟弟，你们心中就没有我了。"医学专家认为，刘某踩死弟弟是因为其认为弟弟出生后他在家中的地位会降低了，对弟弟有一种仇视心理。

解读：有许多精神病患者犯罪事件发生的主要原因在于家庭监管不到位，在法律上，监护人对患者的行为有监护责任，但在实际生活中，监护人因忙于工作或其他事情并不能较好地履行这一职责。因此，使监护人做好精神病患者的监护及维持性治疗工作是减少精神病患者犯罪的重要一环。

（来源：《重庆晚报》，有修改）

相关链接

1. 家中有精神障碍患者应该怎么办?

(1)承认现实:由于世俗偏见,家属往往怕丢面子,怕影响患者的前途而不愿承认这一客观现实。其实这样既耽误患者诊疗良机,延误病情,同时也加重家庭负担。

(2)正确对待:以积极的态度面对现实,一方面给患者以情感上的支持和帮助,另一方面采取积极主动求医行动。

(3)尽早医治:应尽早带患者到精神病专科医院诊治,积极配合医生,对患者进行系统、彻底的治疗,争取理想的疗效。

2. 精神障碍患者不肯就医怎么办?

(1)劝慰法:请平时在患者心目中有一定威望的人或与其关系密切的人,劝其到医院就诊。

(2)激将法:当患者不听劝告,甚至发生对抗时,旁人不妨激他一句:“既然你说没病,为什么不敢去医院检查?”患者可能为证实自己没病或赌气而来医院。

(3)会诊法:请精神科医生上门进行会诊。

(4)强制法:必须经由其法定监护人(如配偶、父母等)的同意和委托,或者由公安机关执行,以免产生法律纠纷。

总之,对不肯就医的患者千万不能迁就,只有采取果断措施,才能使病人的病情得到及时、有效的治疗。

3. 哪些精神障碍患者需要住院治疗?

(1)首次发病的确诊为精神障碍的患者。

（2）精神症状明显、病情较重的患者，如兴奋躁动、有丰富的幻觉妄想、言谈举止异常等。

（3）患者的病情严重影响他人或自身安全的，如伤人、毁物；自伤、自杀；或到处乱跑，不听家人劝阻和管理，拒绝治疗等情况。

（4）患者神志不清、抽搐，或合并脑炎、肝炎、心脏病等躯体疾患的。

（5）出现严重药物不良反应的，或药物治疗效果不佳需要系统调整药物的。

4. 精神障碍患者家属护理的误区

（1）精神障碍和其他病一样，只是一种疾病。精神障碍患者的早期症状大多表现为孤僻、生活懒散、性格改变、工作或学习能力下降、失眠等。当家中有人出现上述现象时，家庭的其他成员由于缺乏精神疾病的常识以及没有这方面的心理准备，常常否认患者这一系列的言行是精神障碍的早期症状，而总是往好的方面想，简单或错误地认为是“个性问题”或“思想问题”，耽误了治疗时机。

（2）当患者的言行已表现出明显的异常时，家属才意识到其患了精神障碍。但是，他们在焦虑、不安和恐慌之际，又生怕别人知道家中有人患了精神障碍，担心患者的婚姻和前途受到影响，所以，常常忌讳带患者到医院诊治。更有甚者抱侥幸心理，希望患者能不治自愈。

（3）患者症状加重后，家属已不可能顾及面子，开始懊悔自己的无知延误了治疗，于是迫切想让患者进行治疗，以减轻自责。但过分的懊悔以及对治疗过于急切，无助于患者的康复。

5. 精神障碍患者的护理技巧

（1）讲话的态度要专注而亲切，即使患者此时注意力分散，也不要忽视。

讲话要缓慢、平和，内容要简明。如果要向患者提问题，或吩咐患者做事，每次只能说一件事。一下子说好几件事，就会使患者无所适从。

(2)经常用语言和行动来表现对患者的关怀和挚爱，有时谈谈对童年生活的回忆，或许可以创造一个比较愉快的气氛。

(3)不论患者在生活和工作中取得了多么微小的进步，都应加以鼓励，借此重建患者的自尊和自信，尽量避免抱怨和责备。

(4)对于患者明显脱离现实的想法，不要试图去说服他，更不要同他争辩或嘲笑他，这样做不仅于事无补，反而会招来麻烦。

(5)培养患者更多的兴趣爱好，适当地为患者提供社交的机会，并鼓励他表达自己的喜怒哀乐。精神障碍患者的治疗必须到专科医院去，否则会使症状恶化，增加治疗难度，增加复发机会，增加住院时间和费用，增加自杀危险性，还易使患者社会功能减退，造成精神残疾。

6. 在照顾患者的过程中，家属的主要职责有哪些？

(1)听从医生的指导，妥善看管和照顾患者，督促患者按时按量服药，防止患者自行减药或加药，若发现病情复发，要及时与专科医生或辖区医生联系，以改善治疗方案。

(2)要合理安排患者日常生活，使患者养成良好的生活习惯，督促患者搞好个人卫生，适当进行体育锻炼。

(3)要注意提高患者生活自理及社会适应能力，根据患者病情，安排患者适当做些家务劳动，创造条件增加病人接触社会的机会，在保障安全的前提下，让患者适度地参与娱乐活动。

(3)要创造良好的家庭氛围，充分尊重患者的人格和隐私，平等对待他，既不过分迁就，也不过分指责，鼓励患者尽量像正常人一样生活，加强对其生活技能的训练，给予足够的鼓励和关怀，帮助其树立自信心，积极参与社会康复服务。

(4)让患者养成健康的饮食习惯，多吃蔬菜和蛋白质高的食物。

(5)要督促和监督患者，让其不要喝酒、少喝咖啡、少抽烟。

7. 精神症状明显时的家庭护理

(1)兴奋并伴有攻击行为患者的护理。攻击行为往往在妄想和幻觉等精神症状支配下产生。家庭成员应耐心，以和蔼态度与患者接触，避免对患者做出无法履行的承诺以及不适宜的态度和行为。对于狂躁患者，应建立信任的人际关系，多用正面教育，表扬要多于批评，要善于引导，并用转移注意力的方法将其注意力引导到有益于健康的方面。要防止多人围观及挑逗，避免患者因激惹而更加兴奋。再者，可根据患者的特长，让他们参加适当的体力劳动和体育活动，使其精力得到应有的发泄，也可促进晚间睡眠。同时应注意安全保护性措施，减少环境中的不良刺激，限制一定的人际交往，如保持环境的安静，清除环境中的噪声，并保持环境的清洁、舒适、空气流通、光线柔和、温度适宜等，良性的环境刺激对患者起着积极的精神治疗作用。对幻觉、妄想比较丰富的患者，尽量避免触及其病理体验，防止突然发生冲动行为。家庭成员应了解患者的妄想内容，协助患者减轻或摆脱精神症状的干扰，消除其紧张，安抚其烦躁不安的心，增强患者控制行为的能力，同时为患者提供充足的高热量饮食及水分。安排有规律的生活，保证充足的睡眠，以防体力消耗。与此同时，应及时采用各种有效的治疗措施，力求缩短兴奋过程，防止因过度兴奋引起衰竭及延长患者的痛苦。

(2)自杀、自伤患者的护理。自杀、自伤是精神障碍患者常见的危险行为，导致患者自杀有多种原因，家庭成员应密切观察病情变化以及异常的言语和行为表现，及时采取有效措施加以看管监护。同时加强危险物品的保管，患者居住的地方用具要简单，凡有跳楼、触电、服毒、刎颈、自缢等各种自杀条件的，都要加以防范。此外，加强治疗，改善患者的情绪与睡眠，是防止自杀的有效措施。同时家庭成员要与患者建立良好的亲属关系，帮助患者培养兴趣，增强战胜疾病的信心。

(3)木僵患者的护理。首先，做好生活护理，家属应保证患者足够的营养及水分，以维持水电解质平衡和能量代谢。轻度木僵者，家属可以耐心喂食，也可在傍晚或在夜深人静时，在患者床旁放置食物，有的患者会自动进食。症状严重者，则需由专业人员给予鼻饲。其次，要预防并发症，如保持呼吸道的通畅，做好口腔护理，取头偏向一侧卧位，做好皮肤和二便护理，预防褥疮发生。最后，应密切观察病情变化，注意患者安全，室内陈设要简单，不要放置任何具有危险性的物品，防止突然兴奋冲动而发生意外。

03

法律条文

《精神卫生法》第二十三条　心理咨询人员应当提高业务素质，遵守执业规范，为社会公众提供专业化的心理咨询服务。

心理咨询人员不得从事心理治疗或者精神障碍的诊断、治疗。

心理咨询人员发现接受咨询的人员可能患有精神障碍的，应当建议其到符合本法规定的医疗机构就诊。

心理咨询人员应当尊重接受咨询人员的隐私，并为其保守秘密。

条文解读

第一，从事心理咨询工作的老师不得从事心理治疗以及精神障碍的诊断、治疗。心理咨询主要针对的是心理问题，而不是精神障碍，精神障碍必须由精神科执业医师处理。从事心理咨询工作的老师切记不要超越自己的职权范围。心理咨询人员发现咨询者可能患有精神障碍时，建议其到符合精神卫生法规定的医疗机构就诊即可。

第二，保密原则是心理咨询行业的基本原则。保密是咨访双方建立良好关系的前提，是心理咨询人员对咨询者的一种保护。不遵守保密原则的心理咨询人员是会遭到行业唾弃的，会让民众对心理咨询行业的信任度受损。只有在配合国家机关相关调查时，心理咨询人员才能透露咨询者的咨询记录。

相关链接

高校心理咨询师必须遵守职业准则。《心理咨询师职业道德准则》是心理咨询师在从事心理咨询与治疗时所应遵守的规范，心理咨询师应遵纪守法，严格遵守心理咨询师职业道德准则。

心理咨询师职业道德准则

一、总则

1. 心理咨询师在从事心理咨询与治疗时，应遵纪守法、遵守心理咨询师职业道德准则，在其工作中建立并执行严格的道德标准。

2. 心理咨询师应注意加强自身的修养，不断完善自己，提高自己的心理健康水平。

3. 心理咨询师应不断学习本专业以及咨询服务所需的有关知识，促进自身的专业发展，提高专业服务水平。

4. 心理咨询师应明确了解自己的能力界限和专业职能的界限，不做超越自己能力和职能范围的事情。

二、对来访者的责任

心理咨询师的工作目的是使来访者从其提供的专业服务中获益。心理咨询师应保障来访者的权利，努力使其得到适当的服务并避免伤害。

1. 心理咨询师不得因来为访者的性别、民族、国籍、宗教信仰、价值观、性取向等任何方面的因素歧视来访者。

2. 心理咨询师在咨询关系建立之前，应使来访者明确了解心理咨询工作的性质、工作特点、收费标准、这一工作可能的局限以及来访者的权利和义务。

3. 心理咨询师在进行心理咨询工作时，应与来访者对咨询目标、方式等问题进行讨论并达成一致意见，必要时(如使用冲击疗法、催眠疗法、长期精神分析等技术)应与来访者达成书面协议。

4. 心理咨询师应明确其工作的目的是促进来访者的成长、自强自立，而并非使来访者在其未来的生活中对心理咨询师产生依赖。

三、与来访者的关系

心理咨询师应尊重来访者，按照本专业的道德规范与来访者建立良好的治疗关系。

1. 心理咨询师应清楚地认识自己在咨访关系中的职业角色对来访者构成的潜在影响，不得利用来访者对自己的信任或依赖谋取私利。

2. 不允许心理咨询师以收受实物、获得劳务服务或其他方式作为其专业服务的回报，因为它们有引起冲突、剥削、破坏专业关系的潜在危险。

3. 心理咨询师要清楚的了解双重(或多重)关系(例如与来访者发展家庭的、社交的、经济的、商业的或者亲密的个人关系)对专业判断力的不利影响及其伤害寻求专业服务的潜在危险性，避免与来访者发生双重(或多重)关系。在双重(或多重)关系不可避免时，应采取一些专业上的预防措施，例如签署正式的知情同意书、寻求专业督导、做好相关文件的记录等，以确保双重关系(或多重关系)不会损害自己的判断并不会对来访者造成危害。

4. 心理咨询师不得与当前来访者发生任何形式的性和亲密关系，也不得给有过性和亲密关系的人做心理咨询。一旦业已建立的专业关系超越了专业界限(如发展了性关系或恋爱关系)，应立即终止专业关系并采取适当措施(例如寻求督导、转介等)。

5. 心理咨询师在与某个来访者结束心理咨询关系之后，至少三年内不得与来访者发生任何亲密或性关系。在三年后如果发生此类关系，要仔细考察关系的性质，确保此关系不存在任何给来访者造成伤害的可能，同时要有合法的书面记录备案。

6. 当心理咨询师认为自己不适合对某个来访者进行工作时，应对来访者明确说明，并且应本着对来访者负责的态度将其介绍给另一位合适的专业人员。

7. 心理咨询师应尊重其他专业人员，与相关专业人员建立一种积极合作的工作关系，以提高对来访者的咨询服务水平。

四、保密原则

心理咨询师应尊重来访者的个人隐私权，无论是在个体治疗或是在集体治疗中都有责任采取适当的措施为来访者保守秘密。

1. 心理咨询师有责任向来访者说明心理咨询工作的保密原则以及这一原则在应用时的限制。在团体咨询时应首先在团体中确立保密原则。

2. 心理咨询师应清楚地了解保密原则的应用有其限制。下列情况为保密原则的例外：(1)心理咨询师发现来访者有伤害自身或伤害他人的严重危险时；(2)来访者有致命的传染性疾病且可能危及他人时；(3)未成年人在受到性侵犯或虐待时；(4)法律规定需要披露时。

3. 在遇到上述中的(1)、(2)和(3)的情况时，心理咨询师有向对方合法监护人预警的责任；在遇到(4)的情况时，心理咨询师有遵循法律规定的义务，但须要求法庭及相关人员出示合法的书面要求，并要求法庭及相关人员确保此披露不会对临床专业关系带来直接损害或潜在危害。

4. 心理咨询师只有在得到来访者书面同意的情况下，才能对心理咨询过程进行录音、录像或演示。

5. 心理咨询师咨询工作的有关信息(包括个案记录、测验资料、信件、录音、录像和其他资料)均属于专业信息，应在严格保密的情况下进行保存，仅经过授权的心理咨询师可以接触这类资料。

6. 在心理咨询工作中，一旦发现来访者有危害自身和他人的情况，必须启动危机干预方案，防止意外事件发生。如与其他心理咨询师进行磋商，应将有关保密信息的暴露程度限制在最低范围之内。

五、知情同意原则

知情同意由三个基本要素组成，即告知、自愿以及能力。告知是指在来访者做出知情同意之前，心理咨询师有义务和责任告知来访者以下情况：咨询的特点、性质、预期疗程、费用、保密范围等，如果来访者在没有被充分告知的情况下做出知情同意，法律上被视为无效同意；自愿是指来访者做出知情同意的过程中，不受外界的利诱或胁迫，其决定是自愿自主的；能力是指来访者作为知情同意的法律主体，应当具有法律所要求的行为能力。

1. 心理咨询师需要在建立咨询关系的初期，向来访者告知咨询的特点、性质、预期疗程、费用、保密的范围等，并为来访者提供充分的机会询问并且对其问题给予回复。

2. 应与来访者对咨询目标进行讨论并达成一致意见，在使用尚未广泛认可的治疗技术时，心理咨询师需要告知对方有关该咨询技术的发展状况、可能的潜在风险等。

3. 当为来访者提供服务的咨询师正在处于接受培训的阶段，而且由其督导承担相关的法律责任时，那么作为知情同意程序的其中一个部分，需要向来访者告知该咨询师正在处于培训阶段，并且在其督导监督下进行操作的事实。

4. 任何时候来访者都有权终止咨询或更换咨询师。

5. 如果来访者的确没有法律责任能力做决定，但又必须进行心理咨询时，可以请监护人采用“替代同意”的形式。

六、关于咨询的中断

咨询的中断是指在咨询期间因咨询师个人原因暂时停止咨询。

1. 心理咨询师在进行心理咨询工作中不得随意中断工作。在心理咨询师出差、休假或临时离开工作地点外出时，要对已经开始的心理咨询工作进行适当的安排。

2. 除非来访者或者第三方付酬人员提出不需要的情况，心理咨询师在中断咨询之前，需要以合适的方式向来访者提供有关其他选择性咨询方式的建议。

七、关于咨询的终止

咨询的中止是指经过商定，心理咨询师停止向来访者提供咨询服务，和来访者结束咨询关系。

1. 在有迹象表明来访者不再继续需要咨询服务或者后续服务对其没有益处时，心理咨询师可以结束咨询。

2. 如果心理咨询师受到来访者或者其他相关人员的威胁，或者继续治疗可能会危及到心理咨询师的安全时，那么心理咨询师可以终止咨询。

八、关于心理咨询案例资料的保存和处理

心理咨询师须确保案例资料的安全，避免对来访者造成伤害。

1. 来访者的案例资料应存放于安全的地方，案例文件夹应关闭，来访者的名字不应显露在外面。

2. 心理咨询师不应该把咨询记录及草稿随便丢弃在垃圾堆里，而应撕碎或销毁。

3. 如果把处于保密状态的咨询记录输入电脑，应该加用密码或其他保密技术，避免被他人辨认或窃取。

4. 心理咨询师因专业工作需要对心理咨询或治疗的案例进行讨论，或采用案例进行教学、科研、写作等工作时，应隐去那些可能会据此辨认出来访者的有关信息(得到来访者书面许可的情况例外)。

九、关于心理测评

心理咨询师应正确理解心理测量与评估手段在临床服务工作中的意义和作用，并恰当使用；心理咨询师在使心理测量与评估过程中应考虑被测量者或被评估者的个人和文化背景；心理咨询师应通过发展和使用恰当的教育、心理和职业测量工具来帮助来访者。

1. 心理测量与评估的目的在于使来访者受益，心理咨询师不得滥用测量或评估手段以牟利。

2. 心理咨询师应在接受过心理测量的相关培训，对某特定测量和评估方法有适当的专业知识和技能之后，方可实施该测量或评估工作。

3. 心理咨询师应尊重来访者对测量与评估结果进行了解和获得解释的权利，在实施测量或评估之后，应对测量或评估结果给予准确、客观、可以被对方理解的解释，努力避免来访者对测量或评估结果的误解。

4. 心理咨询师在利用某测验或使用测量工具进行记分、解释时，或使用评估技术、访谈或其他测量工具时，须采用已经建立并证实了信度、效度的测量工具。如果没有可靠的信、效度数据，心理咨询师需要对测验结果及解释的说服力和局限性做出说明，不能仅仅依据心理测量的结果做出心理诊断。

5. 心理咨询师有责任维护心理测验材料(指测验手册、测量工具、协议和测验项目)和其他测量工具的完整性和安全性，不得向非专业人员泄漏相关测验的内容。

十、关于心理咨询师的职业责任

心理咨询师应遵守国家的法律法规，遵守专业伦理规范；心理咨询师所从事的专业工作应基于科学的研究和发现，在专业界限和个人能力范围之内，以负责任的态度进行工作；心理咨询师应不断更新并发展专业知识、积极参与自我保健的活动，促进个人在生理上、社会适应上和心理上的健康以更好地满足专业责任的需要。

1. 心理咨询师应在自己专业能力范围内，根据自己所接受的教育、培训和督导的经历和工作经验，为不同人群提供适宜而有效的专业服务。

2. 心理咨询师应充分认识到继续教育的意义，在专业工作领域内保持对当前学科和专业信息的了解，保持对所用技能的掌握和对新知识的开放态度。

3. 心理咨询师应保持对于自身职业能力的关注，在必要时采取适当步骤寻求专业督导的帮助。在缺乏专业督导时，应尽量寻求同行的专业帮助。

4. 心理咨询师应关注自我保健，当意识到个人的生理或心理问题可能会对来访者造成伤害时，应寻求督导或其他专业人员的帮助，必要时应限制、中断或终止临床专业服务。

5. 心理咨询师在工作中需要介绍自己情况时，应实事求是地说明自己的专业资历、学位、专业资格证书等情况，在需要进行广告宣传或描述其服务内容时，应以确切的方式表述其专业资格。心理咨询师不得贬低其他专业人员，不得以虚假、误导、欺瞒的方式对自己或自己的工作部门进行宣传，更不能进行诈骗。

6. 当心理咨询师通过公众媒体(如讲座、演示，电台、电视、报纸、印刷物品、网络等)从事专业活动，或以专业身份提供劝导和评论时，应注意自己的言论要基于恰当的专业文献和实践，尊重事实，注意自己的言行应遵循专业伦理规范。

7. 当心理咨询师需要向第三方(例如法庭、保险公司等)报告自己的专业工作时，应采取诚实、客观的态度准确地描述自己的工作。

8. 心理咨询师不得利用专业地位获取私利，如个人或所属家庭成员的利益、性利益、不平等交易财物和服务等；也不得利用心理咨询、教学、培训、督导的关系为自己获取合理报酬之外的私利。

十一、关于伦理问题的处理

心理咨询师在专业工作中应遵守有关法律和伦理，努力解决伦理困境，和相关人员进行直接而开放的沟通，在必要时向同行及督导寻求建议或帮助；心理咨询师应将伦理规范整合到日常专业工作之中。

1. 心理咨询师一旦觉察到自己在工作中有失职行为或对职责存在着误解，应采取合理的措施加以改正(如转介、寻求督导等)。

2. 心理咨询师若发现同行或同事违反了伦理规范，应予以规劝。若规劝无效，应通过适当渠道反映其问题。如果对方违反伦理的行为非常明显，而且已经造成严重危害，或违反伦理的行为无合适的途径解决或根本无法解决，心理咨询师应当向本中心举报，以维护行业声誉，保护来访者的权益。如果心理咨询师不能确定某种特定情形或特定的行为是否违反伦理规范，可向中心老师寻求建议。

第三章

精神障碍的诊断和治疗

01

法律条文

《精神卫生法》第二十七条　精神障碍的诊断应当以精神健康状况为依据。

除法律另有规定外，不得违背本人意志进行确定其是否患有精神障碍的医学检查。

条文解读

第一，精神障碍诊断不依靠医疗器械，不依据生化指标，也不依据患者的一面之词。在高校中，学校相关教师应对疑似精神障碍患者进行取证，陪同学生将证据交给精神科医生，辅助其诊断。因为有的学生为了逃避学业，可能会伪装。由于精神障碍患者的污名化影响，监护人往往倾向于隐瞒其实际病情，因此相关教师陪同前往医院就显得至关重要，对病情诊断进行取证，以防出现危机事件时过于被动。

第二，法律规定不得违背本人意志进行精神障碍筛查。学校可以通过全面的宣传让学生自愿接受筛查。学校要明确告知学生轻度精神障碍不影响入学，让其自愿接受筛查。必须注意的是，即使是宣传到位后，仍不可强迫学生接受精神筛查。

相关链接

精神障碍患者在就诊时，医生都会根据患者的情况进行一个诊断，然后根据流程来进行治疗。现就精神障碍的诊断原则、诊断流程、诊断方法进行介绍，以增进相关人员的了解。

1. 精神障碍的诊断原则

(1)对于具体病理，首先应考虑躯体疾病有无，注意排除器质性原因。

(2)在诊断范围上，进行由广到窄的分析和鉴别，如先确定是精神病还是神经症，在精神病中，先鉴别是器质性还是功能性精神病，然后根据病人的年龄、性别、临床症状、病程规律等来进行疾病单元的分类。

(3)要优先考虑常见病、多发病，然后才考虑罕见病。

2. 精神障碍的诊断流程

在诊断过程中要根据等级诊断：

(1)首先确定病人是否有器质性因素，只有排除了器质性问题，才考虑功能性精神障碍。

（2）在诊断功能性精神障碍的过程中，要考虑是精神病性（有幻觉、妄想，现实检验能力丧失等）的，还是非精神病性的（神经症性，没有前述精神病性的特征）。

（3）同时还要考虑人格因素和心理应激因素与疾病的关系。

由于大部分精神障碍无确切的客观指标作为诊断依据，不同的医师对不同的疾病有着不同的理解和认识。所以，有了统一的分类并不等于彼此间诊断一致。诊断一致性不高一直是限制功能性精神障碍研究的重要因素。

精神障碍诊断原则和流程是患者在治疗过程中的重要依据，加深这方面的了解有助于患者对精神障碍的理解，在治疗时也能起到一定的作用。专家提醒：精神障碍不能忽视，及时发现后就应及时治疗。

3. 精神障碍患者到底应该如何诊断呢？

精神障碍是指在各种生物学、心理学以及社会环境因素影响下，大脑功能失调，导致认知、情感、意志和行为等精神活动出现不同程度障碍为临床表现的疾病。

精神障碍的初期表现多为性格突变、情感紊乱、行为诡异、敏感多疑、睡眠障碍。常见症状包括感觉障碍、知觉障碍、思维障碍、注意障碍、记忆障碍、智能障碍、情感障碍和意志行为障碍。

精神障碍的诊断需要满足以下 2 项及以上：①反复出现言语性幻听。②明显的思维异常，如思维松弛、思维破裂、思维贫乏、强制性思维、思维被中断等。③被动、被控制或被洞悉体验。

精神障碍的诊断主要依靠精神检查，通过面对面交谈进行判断，为目前诊断的“金标准”。其他方法还包括量表评估，是面对面精神检查的补充，有助于发病初期的确诊。由于精神障碍病因不明，无确切的病理学器质基础，因此无法通过高级影像类检查（如脑电图）等进行确诊，无法寻找到诊断证据。

背景知识

1973 年，美国斯坦福大学的研究者罗森汉恩（Rosenhan）做了一个著名的实验。罗森汉恩招募了 8 个人来扮演假患者。8 个假患者由 1 名研究生、3 名心理学家、1 名儿科医生、1 名精神病学家、1 名画家、1 名家庭主妇组成。他们要完成的任务是把自己送进精神病院。到了医院后，所有假患者都说相同的指导语，他们说自己能听到“轰”和“砰”等声音，除了这个症状外，所有被试的言语和行为完全正常，并且提供给医院的信息都是真实的。结果，除一人外，其余被试均被诊断为“精神分裂症”。

这就是罗森汉恩实验。它是美国心理学家大卫?? 罗森汉恩在 1973 年做的一项关于检验美国精神病患者鉴定标准的著名实验。实验相关情况发表在当年的《科学》杂志上。这项研究被认为是对精神病患者鉴定标准的重要批判。

一旦进入医院，所有被试不再表现任何症状，行为完全正常。被试不知道自己什么时候能够被释放，直到医务人员认为他们已经恢复正常才能出院。在这段时间，被试会把自己的经历记录下来。

最初，被试们试图隐藏记录的行为，后来他们发现这种隐藏完全没有必要，因为“记录行为”本身被认为是他们精神病的另外一个症状。而他们在院内的行为完全正常：与医务人员合作，接受所有的药物治疗（但药物不下咽，扔到厕所里冲掉）。

结果，在研究中出现了关键的发现：没有任何一个假患者被任何一个医务人员识破！当这些人出院后，他们的心理状况被认为是“精神病恢复期”而记录在他们的病历中。除此之外，还有许多其他有趣的发现。

当精神病院的医生、护士和其他工作人员没能鉴别出假患者时，其他的真患者却不那么容易被欺骗。在3个假患者所在的医院，118个真患者中有35个对被试表示怀疑。他们怀疑被试不是真正的精神病患者：“你不是疯子！你是记者或编辑，你们是来检查医院的！”

在精神病院里，患者与医务人员之间的交流是很少的，而且常常是古怪的，双方几乎没有任何实际的交流。与此形成鲜明对比的是，精神药物被滥用。在研究中，医院共发给这8个假患者2100片药物（众所周知，精神药物的不良反应是非常大的）。当然被试没有吃这些药，但他们注意到，许多真正的患者也偷偷把他们的药片扔到厕所里。

罗森汉恩的研究有力地证明了在精神卫生机构中正常人不能与真正的精神病患者区别开来。事实上，精神病学专业人员具有一种刻板印象，倾向于忽略患者的个性化特征，并直接给患者贴上精神病学的诊断标签，在患者被贴上如“精神分裂症”的标签后，医务人员对其所有行为都归因于标签，因此，对被试的记录行为缺乏关注和怀疑，只把它当成精神病标签的另一个行为的证据。并且，医务人员倾向于忽略影响患者的环境因素（对患者的行为具有完全内部归因的倾向）。对于假患者所提供的完全真实且正常的个人历史，他们给出完全精神病学的解释。

他的研究发表后，震动了精神病学专业领域。这个研究说明了两个关键因素：第一，在精神病机构中正常人并不能与精神病患者区别开来；第二，揭示了诊断标签的危险性，一个人一旦被贴上精神病学意义的标签，这个标签将掩盖这个人所有的其他特征，所有行为和人格特征都会被归因于标签障碍。

之后，为了验证他自己的论断，罗森汉恩通知精神病院的医务人员，在未来的三个月内，会有一些假患者试图进入他们的医院。结果三个月之后，193人被确认是假患者，然而罗森汉恩在这三个月内竟然没有派任何假患者去医院！“这个实验是很有教育意义的。”罗森汉恩说，“当任何一个诊断过程本身出现这么多错误时，它当然不会是一个让人放心的诊断过程。”事实上，从心理学角度来看，精神病学诊断的效度是非常值得怀疑的。

02

法律条文

《精神卫生法》第二十八条　除个人自行到医疗机构进行精神障碍诊断外，疑似精神障碍患者的近亲属可以将其送往医疗机构进行精神障碍诊断。对查找不到近亲属的流浪乞讨疑似精神障碍患者，由当地民政等有关部门按照职责分工，帮助送往医疗机构进行精神障碍诊断。

疑似精神障碍患者发生伤害自身、危害他人安全的行为，或者有伤害自身、危害他人安全的危险的，其近亲属、所在单位、当地公安机关应当立即采取措施予以制止，并将其送往医疗机构进行精神障碍诊断。

医疗机构接到送诊的疑似精神障碍患者，不得拒绝为其作出诊断。

条文解读

第一，在学生工作中，当学生出现疑似精神障碍时，学校相关教师是无权直接将其送至医院接受精神障碍诊断的，但将情况告知监护人后得到监护人的同意后是可以的，要注意保留通话记录，作为日后的证据。

第二，在学生工作中，当学生出现服用大量安眠药、攻击他人行为时，或者室友、同学反映其有攻击他人的威胁时（此时学校相关人员首先要进行调查，确认其有危害他人安全的行为或者危险），学校应及时向 110 反映。这是符合法律规定的，没有侵害疑似精神障碍患者的权利。

经典案例

2015 年 5 月一段“男子街头残忍殴打孩子”的视频在网上引发广泛关注。打人者王某某患有精神分裂症，他当天在殴打该幼童之前，还曾对一名妇女进行殴打，导致该女子髌骨骨折。王某某曾在多家医疗机构诊治。尽管其父亲说平日对儿子看管很严，当地医院也曾在 3 月对他的病情进行过随访，但仍未能避免悲剧发生。

这起精神病患者当街殴打民众的事件并非孤例。2015 年 4 月 5 日晚，一名精神病患者从家里逃出，持刀在街头乱砍，致 4 名路人受伤，该男子曾在深圳某医院就诊，事发前已停药数日。2015 年 4 月 28 日，某村村民吕某精神病发作，手持菜刀连砍两人，巡防队员张某某挺身而出将其制服，但头部被砍三刀。2015 年 5 月 7 日，一名精神病患者在家将老公砍伤后，把家里老人和孩子一同关在屋内，消防队员对另一房间窗户防护栏进行破拆，从窗户进入将患者控制住，被困房内的家属才得以脱险。精神病患者伤人事件引发了社会广泛关注。

法律规定，如果鉴定报告认为伤人者属于完全不能辨认或控制自己行为的精神病患者，其就不需要负刑事责任；如果是尚未丧失辨认或者控制自己行为能力的精神病患者，则需要承担刑事责任，但可因此减轻处罚；如果他属间歇性精神病患者，并且施暴时并未发病，那么其应该承担全部刑事责任。如果鉴定结果认定其是精神病患者，按照法律规定，民事法律责任将转移到其监护人身上。因为，根据我国侵权责任法，作为无民事行为能力或者限制行为能力人对其他人造成的损害，应当由其监护人承担侵权责任。如果本人有财产，那么在执行时应先从本人财产中支付赔偿费用，不足的部分由监护人赔偿。但如果他是间歇性精神病患者，且在案发时没有发病，那么他等同于正常人，应由其本人承担侵权责任。

根据我国刑法规定，在精神病患者不负任何刑事责任的情况下，其监护人有对其严加看管和送医的责任；同时根据《精神卫生法》，在精神病患者未住院的情况下，其监护人还应承担妥善看护患者的责任，并且按照医嘱督促其按时服药、接受随访或者治疗。目前我国专门治疗精神病的医疗机构还不完善，虽然地方政府和相关部门对精神病患者提供了一定帮助，但精神病患者的监管和治疗责任大多由其家属承担。政府应进一步落实法律规定，建立健全对精神病患者的监管制度。

有律师指出，目前我国民法通则对精神病患者监护人的相关规定并不完善，导致现实中经常出现监护人几乎不管的状态。一旦近亲属中没有人愿意担任监护人，基层组织又不指定监护人时，监护人就会出现真空状态。因此有律师建议，修改民法通则中关于监护人的相关规定，对于家庭成员中互相推卸监护责任、基层组织和民政部门不指定监护人的问题进一步细化，明确监护责任主体，用更加严密、具体、有可操作性的法律规定杜绝监护人真空现象。

监护人制度得以完善并真正落实后，会减少一部分精神病患者对他人造成的伤害，但这并不意味能解决所有问题。在实际操作过程中还会遇到很多现实困难，比如监护人能力问题、经济问题等，同时社会救济体系也应该发挥其作用。否则，仅在法律上落实监护人的问题，而不解决现实遇到的各种困难，就难以发挥监护人的积极主动性，实现措施到位、责任有主、减少侵害事件发生的最终目的。

（来源：《法制日报》，有修改）

相关链接

1. 如果我们被精神病患者“瞄上”了，该怎么办？

实际上不管你有没有能力保护自己，你都是倒霉的一方。所以最为耿直的建议就是如果真的不幸被精神病患者“看上”了，那就只有一个字：“跑”！

2. 精神病患者居家管理的注意事项

家里有精神病患者，家属的内心也承受了巨大的压力，身边的亲朋好友、社区街道要多多关心，尽可能提供援助，不要让家属觉得孤立无援，产生绝望心理。

3. 精神病患者社区管理的“四防”

精神病患者的社区管理要做好“四防”：

(1)防出走。有的患者是受幻觉或妄想影响出走或逃避，有的则是一种无目的的游走。对于有这种倾向的精神病患者，家里要有人监护，必要时给予一定方式的约束，如将其限制在一定的场所、空间。

(2)防自伤、自杀。有的精神病患者有自伤/自杀倾向，因此患者家属要注意患者表情、内心情绪体验的变化。患者如常唉声叹气，或愁眉苦脸、闷闷不乐，或不时透露一些不愉快的、消极的言语，都是危险信号。

(3)防伤人。精神病的另一大危害就是伤害他人，上述多起案例，即是如此。针对患者的幻觉、妄想，主要靠药物治疗，及时就医，正确服药；针对冲动行为，则要尽可能减少或避免刺激，如不激惹患者等。不要让患者身边有危险品，要密切观察患者情绪、行为。

(4)防破坏。弄清搞破坏的原因，针对原因加以解决。尽量不要激化与患者的矛盾，减少诱发因素。收放好易坏易碎物品，密切观察病情，病情波动时要及时调整用药。

03

法律条文

《精神卫生法》第二十九条　精神障碍的诊断应当由精神科执业医师作出。

医疗机构接到依照本法第二十八条第二款规定送诊的疑似精神障碍患者，应当将其留院，立即指派精神科执业医师进行诊断，并及时出具诊断结论。

条文解读

精神障碍的诊断只能由精神科执业医师作出，当疑似精神障碍患者送诊时，医生害怕承担责任可能会拒诊。在高校学生工作中，这条法律是保护诸如高校老师人群的，医生必须对疑似精神障碍的学生作出诊断。这条法律法规限定了精神科执业医生的责任，诊断结果对辅导员、学生等都能起到保护作用。

04

法律条文

《精神卫生法》第三十条　精神障碍的住院治疗实行自愿原则。

诊断结论、病情评估表明，就诊者为严重精神障碍患者并有下列情形之一的，应当对其实施住院治疗：

（一）已经发生伤害自身的行为，或者有伤害自身的危险的；

（二）已经发生危害他人安全的行为，或者有危害他人安全的危险的。

条文解读

第一，住院治疗的诊断是精神科执业医生作出的决定，自愿原则可以规避医生的经济动机，例如当病房有余时，为了盈利，医生可能将并不需要住院的患者安排入病房。

第二，自愿原则是建立在没有丧失自制力的基础上的。当精神障碍患者出现伤害自身的行为或危害他人安全的行为时，已经丧失了自制力，不再具备自制力，也就失去了自愿机会，为了公共安全，应让其入院接受治疗。

05

法律条文

《精神卫生法》第三十一条　精神障碍患者有本法第三十条第二款第一项情形的，经其监护人同意，医疗机构应当对患者实施住院治疗；监护人不同意的，医疗机构不得对患者实施住院治疗。监护人应当对在家居住的患者做好看护管理。

条文解读

在学生工作中，当学生出现伤害自身的行为时，其理应入院治疗，但是监护人有权接受或拒绝入院治疗，学校不能强制其入院治疗。相应的，学生已经出现了伤害自己的行为，例如割腕自杀，监护人在拒绝入院治疗后，必须承担起将学生带回家中看护的责任。学生监护人提出拒绝入院治疗，将其接回家中看护的要求是合理的、正当的。

06

法律条文

《精神卫生法》第三十二条　精神障碍患者有本法第三十条第二款第二项情形，患者或者其监护人对需要住院治疗的诊断结论有异议，不同意对患者实施住院治疗的，可以要求再次诊断和鉴定。

依照前款规定要求再次诊断的，应当自收到诊断结论之日起三日内向原医疗机构或者其他具有合法资质的医疗机构提出。承担再次诊断的医疗机构应当在接到再次诊断要求后指派二名初次诊断医师以外的精神科执业医师进行再次诊断，并及时出具再次诊断结论。承担再次诊断的执业医师应当到收治患者的医疗机构面见、询问患者，该医疗机构应当予以配合。

对再次诊断结论有异议的，可以自主委托依法取得执业资质的鉴定机构进行精神障碍医学鉴定；医疗机构应当公示经公告的鉴定机构名单和联系方式。接受委托的鉴定机构应当指定本机构具有该鉴定事项执业资格的二名以上鉴定人共同进行鉴定，并及时出具鉴定报告。

条文解读

第一，第三十条第二款第二项情形，即已经发生危害他人安全的行为，或者有危害他人安全的危险的。例如学生打伤同学、威胁老师。这种情况下，其已经严重威胁到了公共安全，监护人拒绝接受入院治疗并对诊断结果产生怀疑时，有权再次进行诊断，再次诊断结果仍然产生怀疑时，仍然拥有第三次诊断权利。

第二，当学生确诊精神障碍后，监护人依旧拒绝入院治疗时，校方出于对公共安全的责任，可以报警，让公安介入，让其强制接受入院治疗。法律面前人人平等，普通人同样享有安全的权利，当精神障碍患者明确出现伤害他人的行为或有危害他人安全的危险时，公安机关依据刑法、宪法，有权强制其接受入院治疗，这是维护公众的安全利益。

07

法律条文

《精神卫生法》第三十五条　再次诊断结论或者鉴定报告表明，不能确定就诊者为严重精神障碍患者，或者患者不需要住院治疗的，医疗机构不得对其实施住院治疗。

再次诊断结论或者鉴定报告表明，精神障碍患者有本法第三十条第二款第二项情形的，其监护人应当同意对患者实施住院治疗。监护人阻碍实施住院治疗或者患者擅自脱离住院治疗的，可以由公安机关协助医疗机构采取措施对患者实施住院治疗。

在相关机构出具再次诊断结论、鉴定报告前，收治精神障碍患者的医疗机构应当按照诊疗规范的要求对患者实施住院治疗。

条文解读

精神障碍患者有《精神卫生法》第三十条第二款第二项情形的（已经发生危害他人安全的行为，或者有危害他人安全的危险的），其监护人应当同意对患者实施住院治疗。监护人阻碍实施住院治疗或者患者擅自脱离住院治疗的，可以由公安机关协助医疗机构采取措施对患者实施住院治疗。那么，在高校学生工作中，什么情况下是可以采取强制性措施的呢？

学生伤害他人或有伤害他人的危险时，如出现把同寝室的学生打伤了，威胁辅导员的情况，监护人就应当同意孩子住院，监护人如果不同意让孩子住院，那么我们可以通过公安机关协助医院采取强制措施。

大家都知道法律面前人人平等，那么有伤害自己或者有伤害自己的危险时，监护人不同意让其住院，医院能不能强迫监护人让孩子住院呢？

答案是否定的。自杀死亡对家庭和单位的影响很大，社会危害严重，为什么伤害自己或有伤害自己危险时监护人不同意其住院，公安机关就不能采取强制措施呢？原因在于采取强制措施需要依据刑法规定，刑法里面明确规定实施的某种行为如果对他人产生了伤害，就违反了刑法或者宪法，伤害自己的自杀行为则不属于违反刑法和宪法的范畴。所以在这里面伤害他人是一个严重的犯罪行为，正因为如此，只要伤害到他人或有伤害他人的危险，警方一定会对其采取强制措施迫使其到医院接受治疗。而伤害自己，我们往往认为其自制力还是健全的，其只是伤害自己，没有伤害他人。如果目标不确定，往往意味着他的自制力是丧失的，所以说，伤害自己监护人不同意住院就不能强迫其住院。伤害他人，即使监护人不同意，警方也必须采取措施强迫其接受治疗。

经典案例

精神病患者强制医疗难题频现待破解

2013年6月17日晚，王某某在家将其母亲杀害。因其有精神病史，经鉴定无刑事责任能力，随后被强制医疗。这是某县刑警大队周警官第一次接触到强制医疗案件，其称有种第一次吃螃蟹的感觉。由于当时该县没有任何关于强制医疗的相关文书，省、市也尚未下发统一规范文件，只发现北京市公安局曾发过相关规范文件，就拿过来用了。修改后的刑事诉讼法实施一年多以来，全国各地如雨后春笋般冒出了诸多的“强制医疗第一案”，给公安部门、检察院、法院、精神病院在司法实践过程中带来了很多操作性难题。

强制医疗：从行政化到司法化

有一组数据表示，我国精神疾病发病率已近13‰，其中1/3的精神病有主动攻击倾向。最近几年精神病患者的肇祸案平均每年都超过了1万件，其中1/3属于杀人、伤害等严重暴力案件。经鉴定确认无刑事责任能力的精神病患者，不需要承担刑事责任，为了避免其对社会造成危害，通常将他们送进精神病院进行强制医疗。但强制医疗也因屡屡出现“被精神病”的案例一直备受争议。在这样的背景下，2012年修改的《中华人民共和国刑事诉讼法》在特别程序中，特增加了一章来专门规定“依法不负刑事责任的精神病人的强制医疗程序”。随后最高人民法院、最高人民检察院和公安部有关刑事诉讼法配套规定中，也对此作出了进一步的规定，基本完善了强制医疗司法程序的框架设计。这被学界公认为，我国强制医疗从“行政化”走向“司法化”。

司法鉴定：监管不力

2013年2月27日，杨某杀人强制医疗案在某市法院开庭审理。杨某无刑事责任的鉴定意见不仅使被害人无辜惨死，而且其家属连一分钱的赔偿也没有。在江苏省某市已处理的4起强制医疗案件中均无对被害人进行赔偿的案例，也未提出刑事附带民事诉讼或单独提起民事诉讼。在多起案件中均无人提起诉讼的原因在于：因强制医疗程序中没有刑事附带民事诉讼与自诉的规定，在实际处理中一般并不告知被害人有权提起刑事附带民事诉讼；如被害人单独提起民事诉讼，则需要承担额外的诉讼成本。被害人家属如得不到赔偿，便会对鉴定意见提出异议，要求重新鉴定，只要结果不变，被害人家属就不会在告知书上签字。除了家属具有主观性之外，司法鉴定本身也具有很强主观性，缺乏统一、科学的标准，因为其鉴定过程最根本的是靠鉴定人员的主观判断，这就会导致即使在同一诊断标准下，两个鉴定人员可能得出不同的鉴定结论。司法精神鉴定乱象，与缺乏监管有着密不可分的关系。

执行：公安不能承受之重

2014年2月11日，某县发生了一起暴力伤人类，由于这位暴力伤人的女肇祸者说不出自己的名字，也无任何可供警方查询了解的线索，此案一开始就被定为“无名氏案”。某县安康医院是当地经卫生局批准的唯一一家精神病专科医院。“无名氏”在此已住院3个月，病情已有好转，她虽自称唐某某，但其户籍地、身份证号码、民族、文化程度均不详，并且由于其法定代理人不能到场，无法开庭，已经超出了法律规定的“一个月以内作出强制医疗的决定”。法院的强制医疗决定迟迟未下，“无名氏”前两个月费用是警方从公安机关办案经费中贴补的，其跟当地政府也协商过费用问题，但显然解决这一问题还需走很长一段路。

关于强制医疗的执行问题，刑事诉讼法的解释仅笼统规定公安机关在收到法院的强制医疗决定书和执行通知书后负责送交强制医疗，但具体的强制医疗机构是专门性质的安康医院或是普通的精神病医院，刑事诉讼法及解释无明确具体规定，更没有明确费用出处。

诊断评估报告：飞越疯人院的通行证？

《中华人民共和国刑事诉讼法》第306条规定："强制医疗机构应当定期对被强制医疗的人进行诊断评估。对于已不具有人身危险性，不需要继续强制医疗的，应当及时提出解除意见，报决定强制医疗的人民法院批准。被强制医疗的人及近亲属有权申请解除强制医疗。"那定期是多长时间评估一次？"不具有人身危险性"评估标准又是什么？一系列问题法律都没有明确规定。对于能否解除，也只能根据医院的判断，如果医院认为被强制医疗人可以出院，似乎也没理由不解除。但如果患者被解除强制医疗后再次发生暴力案件，那这时候是否应该追究责任，追究谁的责任？倘若被强制医疗人因为难以评估其社会危害性，法院不敢擅自决定解除，导致能解除的人一直关在精神病院，毁了其一生，这个责任又该谁担？

解除："无主"精神病患者何去何从？

法院决定解除强制医疗，也并不意味着解除能真正完成，对于解除决定通过何种程序落实，法律并未规定。例如：2013年之前强制医疗的人，有的已经符合离院条件，但因为被强制医疗的人没有监护人或原监护人身份消失、自己又没有经济生活来源，导致无法出院。目前，我国的强制医疗是无期限强制。而治愈经验表明，精神病平均有效的治疗期约为三年，最长不超过五年。若永久留治，强制医疗机构接收精神病患者数量将负荷严重。

（来源：正义网，有修改）

08

法律条文

《精神卫生法》第三十六条　诊断结论表明需要住院治疗的精神障碍患者，本人没有能力办理住院手续的，由其监护人办理住院手续；患者属于查找不到监护人的流浪乞讨人员的，由送诊的有关部门办理住院手续。

精神障碍患者有本法第三十条第二款第二项情形，其监护人不办理住院手续的，由患者所在单位、村民委员会或者居民委员会办理住院手续，并由医疗机构在患者病历中予以记录。

条文解读

诊断结论表明需要住院治疗的精神障碍患者，本人没有能力办理住院手续的，由其监护人办理住院手续；本人没有能力办理住院手续的，监护人可以帮其办理。那么假如是在校学生，辅导员可不可以帮其办理?

从《精神卫生法》第三十六条的字面上来看，辅导员是没有这个权利的，因为他不是监护人，但是法律规定出现以下情况辅导员有权办理住院手续:

第一，如果学生有第三十条第二款第二项情形(已经发生危害他人安全的行为，或者有危害他人安全的危险的)，监护人不办理住院手续的，其所在单位学校辅导员可以给他办理相关手续，医院在病历中记录清楚就行，作为辅导员必须守住这条底线，否则的话就可能会带来风险。

第二，然而把学生送到医院还需要一个程序。发现疑似精神障碍的学生后，首先我们必须打电话通知他的父母，然后由其所在单位把他送到医院去诊断。第二十九条规定医生必须作出诊断，诊断结果出来以后让医生通过电话对其监护人讲清楚孩子的病情，让家属委托授权给辅导员，然后就可以代替监护人签字给孩子办理住院手续，这是属于比较配合的家属，所以监护人委托了、授权了，辅导员是可以给学生办理手续的。

第三，如果监护人拒绝授权委托校方把孩子带到医院住院治疗，且诊断结果表明他的病情并不是很严重，也没有出现幻觉和妄想，还没有达到我们说的第三十条第二款第二项情形严重精神障碍强制住院的条件，医生则不会给他开住院证明。校方就需要把他领回来在学校做好监护，等着他的监护人到学校来带着他到医院去诊断。还有一种情况是监护人不授权，但是孩子病情很重，重到什么程度呢? 就是我们说的出现了第三十条第二款第二项情形，医院可不可以给他开住院证让他住院治疗呢? 其实这就回到了第一点，所在单位只要在病历本上都记录清楚就行了，可以直接办理住院。

第四，辅导员获得委托授权后，那最后一步是将学生带到医院诊断。但把学生带到医院后，其故意掩饰，怎么问都问不出来精神病的症状，那医生只会认定其有心理问题。如果确诊为心理问题，医生是不会给他办住院手续的，这样就只能把他带回来，由心理咨询师为其做心理咨询并继续重点关注，记住做好相关资料的整理。一旦学生回来后再出现异常，那就再把他送到医院，向医生介绍其症状，并把整理好的相关资料给医生查看，让医生做出准确诊断。如果在这期间医生确定学生没有问题，但他回来以后出现了自杀或者是伤害他人的情况，那医院是需要负责的。

经典案例

住院不出钱，手续政府办，孝昌县全方位管控关爱精神病患者

2014 年以来，孝昌县秉承“不抛弃，不放弃”的信念，逐步破解严重精神障碍患者“无人管、无钱管、不愿管”的难题，加强对肇事肇祸等严重精神障碍患者救治救助工作。按照“街不漏巷、乡不漏村、村不漏户、户不漏人”的原则，认真采集、录入精神病患者身份、发病史、有无肇事肇祸行为以及鉴定和收治管控情况等相关信息。目前登记造册精神病患者 203 人，送相关康复医院救治的 60 人。为解决治疗难题，县政府多措并举，由县综治办牵头，召集公安局、民政局、医保局、卫生局共同研究制定了医保报销、民政救助、社会关爱、政府兜底、患者零付费的救治管理办法。手续办理由辖区综治部门全权负责，患者家属无须操心。

对病情好转可出院的患者，使之回归家庭，根据其本人和家庭情况，落实长效管控、帮扶、关爱措施，实行家庭、村(社区)、志愿者、综治组织四级管控关爱机制，日常由家属或监护人管控、关爱，村(社区)

干部监督。

对家庭无力管控的患者，由村(社区)干部、志愿者组织落实定期入户访查，专人管控关爱，进行心理疏导、困难帮扶，鼓励患者及家属树立积极向上的生活信心和勇气。

对流落社会患者，由辖区民政部门收治，愈后联系家人，送其回家。治愈后返回家中的27位患者，都定人定责，确定了具体管控关爱方案。

孝昌县自实施一整套精神病患者救治管控方案以来，在精神病患者家属中流传着一句话："住院不出钱，手续政府办；出院有人管，病人无后患。"

(来源：荆楚网，有修改)

09

法律条文

《精神卫生法》第四十五条　精神障碍患者出院，本人没有能力办理出院手续的，监护人应当为其办理出院手续。

《精神卫生法》第四十九条　精神障碍患者的监护人应当妥善看护未住院治疗的患者，按照医嘱督促其按时服药、接受随访或者治疗。村民委员会、居民委员会、患者所在单位等应当依患者或者其监护人的请求，对监护人看护患者提供必要的帮助。

条文解读

精神分裂症是一组常见的病因未明的严重精神疾病，多起病于青壮年，常有知觉、思维、情感和行为方面的障碍，一般无意识和智能障碍，病程多迁延。“就像酒店门口的转门一样，病人永远在这个门里转来转去，一会出去一会进来，反复再住院，所以病人的复发率和再住院率非常高。"北京安定医院院长王刚教授表示，谈及精神分裂症，我们会联想到很多词汇，其中一个词是复发，又被叫作"旋转门效应"。这是指精神分裂症患者往往反反复复、没完没了地发病，给患者及其家庭带来无尽的精神烦恼与沉重的经济负担。

"中国精神分裂症患者一年的复发率40%左右，五年累计复发率约48%，从我们临床医生角度来看，这个比例恐怕会更高。"王刚教授表示，除了监测和评估的技术之外，临床医生更希望从药物角度来解决这个问题，比如借助长效针剂抗精神病药物。有的长效针剂每年仅需注射四次，可提升患者药物依从性，降低复发风险。

精神障碍的监护人应当妥善看护没有住院治疗的患者，按照医嘱每天督促他按时服药，每个月带他到医院接受随访，检查药物治疗的效果怎么样，再由医生决定是需要换药还是抽血化验后进行下一步治疗。

相关链接

精神障碍患者服药依从性知识

1. 什么是精神障碍患者服药依从性?

精神障碍患者服药依从性是指患者对与药物治疗等相关医嘱及指导的服从或遵守。

2. 不遵守服药依从性将会有什么危害后果?

不遵守服药依从性可能导致疾病复发、疗效下降、医疗负担增加、患者的生存质量下降、家庭照顾者的生存质量下降等。

3. 精神障碍患者服药依从性的影响因素有哪些?

(1)年龄。有研究表明患者年龄大于30岁的，服药依从性好于年龄小于30岁的；年龄大于60岁的患者，随着年龄的增大，服药依从性变差，老年患者可能存在更多的依从性问题。

(2)文化程度。有研究表明，文化程度与服药依从性呈正相关。一些文化层次较低的患者对疾病相关知识缺乏足够的了解，同时主动寻求知识的能力也较差，可能影响患者的服药依从性。

(3)精神症状因素。由于精神症状所致，患者普遍自知力缺乏，对自身疾病不能充分认识，否认有病而拒绝服药。患者病情越重，依从性越差。而且一些首次发病的患者会认为精神病跟其他病一样，治好了就不用再吃药了，这也是导致服药依从性差的原因。

(4)药物不良反应。恢复期的患者，由于担心长期服用抗精神病药物会引起不良反应，如出现表情呆板、目光呆滞、动作迟缓、反应迟缓、呆头呆脑、肌肉强直、流涎、睡眠增多等反应，担心长期服药会影响工作、家庭、婚姻、生育，怕受到社会歧视，因而不愿意继续服药。故有研究认为，药物不良反应是服药依从性差的首位影响因素。

(5)社会家庭因素。当一个人患病时，最渴望来自社会各方面的关爱。家庭、朋友以及其他人精神和物质上的帮助和支持，有利于疾病的康复。精神障碍患者在患病期间也有正常的情感需要，而精神障碍由于其病程的长期性及易复发性，对家庭造成了较重的精神和经济上的负担，许多家庭不堪重负，久而久之，对患者的照顾和支持越来越少，因而可导致患者服药依从性差。

4. 常见的服药依从性差的表现有哪些？

(1)扔。服药时，患者常趁护理者不备，迅速将药片夹在指缝、掌心或扔到不被人知道的地方。

(2)藏。吞咽时将药压在舌下或藏在两侧颊部。

(3)吐。有的患者由于护理者看管严密，当面不得不将药咽下，然后借着上厕所之名刺激咽喉部将药吐出；有的患者会用有色饮料(如牛奶、橙汁)服药，趁喝饮料之时将药吐在瓶中。

5. 怎样提高精神障碍患者的服药依从性？

(1)做好服药依从性正面引导。比如告诉患者坚持服药的精神障碍患者能和正常人一样生活、工作和学习，吃药可以控制自己的异常表现、降低复发率等。

(2)适时调整治疗方案。患者在幻觉、妄想等精神症状支配下拒不服药，在心理护理失败时，可请示医生暂改其他途径用药，待症状缓解及自知力逐渐恢复时改为口服用药，以确保治疗顺利进行。

(3)加强监督。服药时密切观察患者服药情况，对服药依从性差者重点防护，确保患者安全将药服下。

(4)做好社会家庭支持。各社区应积极普及精神卫生知识，提高全社会对精神障碍的正确认识，让民众了解精神障碍防治康复的措施，使精神障碍患者单位、同事、邻居等给予支持、同情，不歧视患者，适当解决患者的工作、经济、生活等问题，让他们认识到和睦温馨的家庭环境和良好的社会支持系统对患者疾病的康复和预后起着十分重要的作用。家庭成员要对患者表示理解、支持、关怀、疏导和鼓励，更主要的是要使患者享受到亲情和温暖，为患者的康复提供了良好的家庭气氛和环境。

（5）健康教育与健康促进。应向精神障碍患者及家人介绍抗精神病药物的治疗作用、不良反应，以及出现不良反应时如何处理，帮助患者及家属正确认识和对待疾病，树立坚强的生活信念和战胜疾病的主动意识，消除患者顾虑，让其主动配合坚持服药，预防疾病复发。

（6）严重精神障碍患者应到专科医院进行诊治。

第四章

精神障碍的康复

01

法律条文

《精神卫生法》第五十九条　精神障碍患者的监护人应当协助患者进行生活自理能力和社会适应能力等方面的康复训练。

条文解读

精神障碍患者监护人的职责包括哪些内容？

依据《中华人民共和国民法通则》及最高人民法院司法解释的相关规定，精神障碍患者的监护人的法定职责一般包括：保护被监护人的人身、财产等合法权益，管理被监护人的财产，代理进行民事活动，照顾被监护人，代理被监护人进行诉讼，对被监护人给他人造成的损害承担民事责任等。《精神卫生法》第九条规定：“精神障碍患者的监护人应当履行监护职责，维护精神障碍患者的合法权益。禁止对精神障碍患者实施家庭暴力、禁止遗弃精神障碍患者。”

《最高人民法院关于贯彻执行〈中华人民共和国民法通则〉若干问题的意见》第二十条规定：监护人不履行监护职责，或者侵害了被监护人的合法权益，民法通则第十六条、第十七条规定的其他有监护资格的人或单位可以向人民法院起诉，要求监护人承担民事责任或者要求变更监护关系。

相关链接

精神障碍患者的家庭康复护理常识

精神病的急性期通过住院期间的药物及心理治疗常可获得不同程度的疗效，不少患者的精神症状消失，即家属所见到的伤人、摔东西、胡言乱语、自伤等消失了。但这并不等于治疗的终止，因为精神障碍对患者人格、心理、社会功能等方面的损害，往往潜隐存在，不具备专业知识的人很难发现。所以精神症状控制后的精神康复对患者的病情缓解、社会功能的恢复、病情复发的预防起着极其重要的作用。在精神康复中，有的患者家属因缺乏科学、有效的指导而常常事倍功半；有的家属则对家庭精神康复不重视，患者出院后听之任之，患者犯病了就往医院一送，此举极易导致病情迁延不愈。

1. 家庭康复护理的要点

(1)充分利用家庭环境，创造康复条件。

(2)主动与被动相结合，尽量提高生活自理能力。

(3)按照训练程序进行，循序渐进。

(4)关注整体健康状况，适度把握康复进度。

（5）定期与康复专业人员沟通，及时调整康复计划。

（6）维护残疾人家庭的稳定性，使家庭成员的亲情成为康复的支持力量。

2．家庭康复护理的注意事项

（1）尊重患者的人格，切忌因为精神上的病态而歧视他们，对其疾病造成的种种表现给予体谅，在生活上多加照顾、体贴。

（2）坚持药物维持治疗。在医生的指导下，按时让患者服药，不可自行加药、减药、停药或更换药物。保管好药物，以免患者大量顿服。患者在服药时应注意其有无藏药或吐药的现象。有的患者不易坚持长期服药，可在医生指导下肌肉注射长效注射针剂。用药期间如出现头晕、嗜睡、无力、口干、便秘等一般不良反应，无须特别处理，但出现肢体强直、震颤、斜颈、双眼上吊、吞咽困难、高热、皮肤及巩膜黄染等症状时，应及时送医。患者平时应每半月到医院专科门诊复查一次；服药期间应保证充足的睡眠时间，禁止上夜班，防止出现睡眠紊乱；禁止从事高空作业、驾驶等危险职业。

（3）让患者主动参与家庭生活，使其有讨论家庭事务和操持家务的机会，让其体会到自己在家庭中的地位和作用。那种对患者小心翼翼、事事都不让他们参与的做法对患者的康复毫无益处，只会加剧他们的精神衰退。只有充分地调动患者的主观能动性和参与意识、适时地鼓励患者的良好行为表现，才能有效地促进其康复。鼓励患者规律生活，积极进行体育锻炼，增强体魄。这对于预防躯体疾病和精神障碍都是非常重要的。

（4）帮助患者端正对疾病的态度。有的患者对疾病盲目乐观，认为出院了就万事大吉，存在侥幸的心理；有的患者则持消极悲观的态度，认为得了精神病好不了，见不得人，灰心丧气，背上沉重的包袱。正确的态度应该是充分估计疾病给自己、家庭和社会带来的危害，积极与医生、家属配合，以正确的心态对待自身疾病。家属定期与患者一起参加由专业机构举办的精神卫生知识讲座，获取科学合理的指导。

（5）帮助患者学习对付应激事件的方法。患者在病情好转后的生活中会遇到各种各样的问题和矛盾，而这些问题对愈后的患者来说，都可能成为应激源，引起患者的应激反应，甚至导致病情的复发。因此帮助患者对付应激事件对预防疾病有着重要意义。首先应帮助患者学会暴露矛盾、分析矛盾、解决矛盾，指导患者自己提出解决问题的办法。在患者处理应激事件过程中，家属应给患者以鼓舞、支持，帮助他分析、评议其提出的各种解决问题的办法，分析各自的利弊，最后确定一个最佳方案，并协助制订具体计划，督促执行。

（6）促进患者进行人际交往。许多精神障碍患者会封闭自己、不与人交往。家属应主动、有目的地安排机会促进患者与人进行交往。参加社会劳动是促进患者恢复人际交往的良好办法。

（7）注意安全管理，观察病情发展。如患者出现以下症状，应及时到专科医院就诊：情绪低落、悲观失望；烦躁焦虑、好发脾气；记忆力减退、工作学习效率下降；睡眠节律紊乱，日夜颠倒或失眠；出现自语自笑或出现短暂的幻觉；孤僻，缺乏主动性，不与人交往，生活懒散。

慢性精神病患者经过一段时间的治疗与护理，出院后大部分精神症状能得到控制，但长期住院治疗导致患者社会适应能力较差，往往表现为情感淡漠、自理能力差、缺乏主动性和注意力不集中等，明显影响了患者日常生活和工作能力。此时，家属如能做到护理恰当，可消除或减轻患者心理压力，最大限度地恢复患者生活及工作能力。

第五章

保障措施

01

法律条文

《精神卫生法》第六十七条　师范院校应当为学生开设精神卫生课程；医学院校应当为非精神医学专业的学生开设精神卫生课程。

县级以上人民政府教育行政部门对教师进行上岗前和在岗培训，应当有精神卫生的内容，并定期组织心理健康教育教师、辅导人员进行专业培训。

条文解读

在高校中，学生工作部在进行相关教师岗前培训课程设计时，应该要包含精神卫生法的内容，并定期组织担任心理健康教育的老师、辅导人员进行专业培训。心理健康教育工作的专业性很强，如果不给辅导员进行培训，光靠心理咨询教师满足不了工作的需求。心理咨询中心的老师，他们不仅需要承担心理咨询的任务，还要承担大量的教学课程和管理任务，所以最好是让心理咨询中心的老师全身心地把咨询工作做好，以解决学生问题为主要任务，这样才能确保安全。

相关链接

辅导员在大学生精神健康方面的主要工作职责是什么？

中华人民共和国教育部令第43号《普通高等学校辅导员队伍建设规定》中第五条规定了辅导员的主要工作职责，其中第五点、第七点分别是心理健康教育与咨询工作、校园危机事件应对：

（1）心理健康教育与咨询工作。协助学校心理健康教育机构开展心理健康教育，对学生心理问题进行初步排查和疏导，组织开展心理健康知识普及宣传活动，培育学生理性平和、乐观向上的健康心态。

（2）校园危机事件应对。组织开展基本安全教育。参与学校、院（系）危机事件工作预案制定和执行。对校园危机事件进行初步处理，稳定局面控制事态发展，及时掌握危机事件信息并按程序上报。参与危机事件后期应对及总结研究分析。

02

法律条文

《精神卫生法》第六十八条　县级以上人民政府卫生行政部门应当组织医疗机构为严重精神障碍患者免费提供基本公共卫生服务。

精神障碍患者的医疗费用按照国家有关社会保险的规定由基本医疗保险基金支付。医疗保险经办机构应当按照国家有关规定将精神障碍患者纳入城镇职工基本医疗保险、城镇居民基本医疗保险或者新型农村合作医疗的保障范围。县级人民政府应当按照国家有关规定对家庭经济困难的严重精神障碍患者参加基本医疗保险给予资助。医疗保障、财政等部门应当加强协调，简化程序，实现属于基本医疗保险基金支付的医疗费用由医疗机构与医疗保险经办机构直接结算。

精神障碍患者通过基本医疗保险支付医疗费用后仍有困难，或者不能通过基本医疗保险支付医疗费用的，医疗保障部门应当优先给予医疗救助。

条文解读

只要精神障碍患者交了医保，他们去精神病院看病，住院费、床位费、药品费、护理费都是可以报销的，报销的比例按照当地的经济水平而定，一般可以报百分之七八十，而且他们的看病费用通常不是很高，一般就是两三千块钱，因为精神障碍患者一般是不需要做手术的。

经典案例

青岛首例精神病患者被判强制医疗，治疗费成法律盲点

2013 年 6 月 17 日，青岛市某法院宣判了一例强制医疗案，这也是青岛首例强制医疗案。在这起案件中，某高校大一男生赵某杀死亲奶奶，经鉴定该男生患有精神分裂症，不负刑事责任。赵某之前因为精神状态不好，被家人送到医院治疗，经过检查有精神病的症状，也在吃药治疗。但是由于赵某的家庭经济状况不是很好，家人无法支付高昂的医疗费用，于是没有继续在医院治疗。随后，家里发生了这起惨案。警方在调查时发现赵某仍然精神恍惚，并不像一个正常人，于是把其送进了当地规模最大的市级精神专科医院，医院平时也承担省内不少地区的精神疾病司法鉴定工作。随后，公安机关把此案移交给了人民检察院，最终法院经审理判决，该男生患有精神分裂症，不负刑事责任，同时法院对该大学生下达了强制医疗决定书。

我国刑事诉讼法规定，强制医疗的适用对象必须符合三个条件：一

是实施了暴力行为；二是实施过程中患有精神疾病，依法不负刑事责任；三是行为人仍有暴力危害公共安全或公民人身安全的可能性。针对这些犯罪嫌疑人，法院需要作出审理判决，将他们送入专门的精神疾病医院进行治疗。

下达强制医疗判决书后，其实还有一些问题没有解决。比如法院是依法作出决定，但至于强制医疗的费用，因相关配套细则还没有，所以目前还不清楚应该由谁来支付。公安机关把赵某送入医院后，曾经和医院协商过，办理了相关住院手续后，对医院表示“肯定少不了治疗费用，到时候会协商解决”。但也没有相关法条规定由公安机关承担强制治疗精神病患者的治疗费用。医院工作人员表示：“医院肯定不是免费治疗，医院也有成本。”医院也没有专门的款项用于被法院判决的强制医疗患者，目前也没有相关规定说明医院可以向何部门申请费用。最后这名工作人员透露，按照常规医疗费用计算，赵某目前在医院的花费已达数万元。法律规定强制治疗，而这笔费用，到底由谁来付，目前尚无定论。

（来源：半岛网-城市信报，有修改）

相关链接

大学生医保最新政策须知

根据《国务院关于开展城镇居民基本医疗保险试点的指导意见》有关精神，为进一步做好大学生医疗保障工作，国务院决定将大学生纳入城镇居民基本医疗保险试点范围。

1. 基本原则

按照党中央、国务院关于加快建立覆盖城乡居民的社会保障体系和开展城镇居民基本医疗保险试点工作的总体要求，坚持自愿原则，将大学生纳入城镇居民基本医疗保险试点范围，并继续做好日常医疗工作；中央确定基本原则和主要政策，试点地区制订具体办法，对参保大学生实行属地管理；完善医疗保障资金筹集机制和费用分担机制，重点保障基本医疗需求，逐步提高保障水平。

2. 主要政策

(1)参保范围。各类全日制普通高等学校(包括民办高校)、科研院所中接受普通高等学历教育的全日制本专科生、全日制研究生。

(2)保障方式。大学生住院和门诊大病医疗，按照属地原则通过参加学校所在地城镇居民基本医疗保险解决，大学生按照当地规定缴费并享受相应待遇，待遇水平不低于当地城镇居民。同时按照现有规定继续做好大学生日常医疗工作，方便其及时就医。鼓励大学生在参加基本医疗保险的基础上，按自愿原则，通过参加商业医疗保险等多种途径，提高医疗保障水平。

(3)资金筹措。大学生参加城镇居民基本医疗保险的个人缴费标准和政府补助标准，按照当地中小学生参加城镇居民基本医疗保险相应标准执行。个人缴费原则上由大学生本人和家庭负担，有条件的高校可对其缴费给予补助。

第六章

法律责任

01

法律条文

《精神卫生法》第七十四条　医疗机构及其工作人员有下列行为之一的，由县级以上人民政府卫生行政部门责令改正，给予警告；情节严重的，对直接负责的主管人员和其他直接责任人员依法给予或者责令给予降低岗位等级或者撤职、开除的处分，并可以责令有关医务人员暂停一个月以上六个月以下执业活动：

（一）拒绝对送诊的疑似精神障碍患者作出诊断的；

（二）对依照本法第三十条第二款规定实施住院治疗的患者未及时进行检查评估或者未根据评估结果作出处理的。

相关链接

1. 为什么出现《精神卫生法》第七十四条中的这些情况会对医生的处分这么重呢?

第一，医生拒绝对送诊的疑似精神障碍患者作出诊断会引起严重后果。如果医生只负责看病而不给出确切的诊断结果，监护人直接把患者带回来，这个患者就有可能发病，一旦发病就有可能对自己和他人造成一定的伤害，引发严重后果。所以医生一定要给出明确的诊断、列出注意事项。

第二，这一条规定还涉及《精神卫生法》第三十条第二条规定，医生如果对住院治疗的患者不及时检查评估，或者不根据评估作出处理，对医生也会给予严重处分。专门从事心理治疗的咨询师，在咨询治疗过程中，如果造成了他人人身财产损害，要承担民事赔偿责任。

2. 精神科医生为什么是临床医生中最容易卷入司法纠纷的专业人员群体呢?

精神科医生可能是临床医生中最容易卷入司法纠纷的专业人员群体，这不仅是因为精神科医生要承担精神疾病司法鉴定的工作而容易受到与司法鉴定当事人有关系人士的指摘，更是因为精神科医生的诊治对象——精神疾病患者，存在着某些与法律有密切关系的特征。

首先，精神科医生承担着对民事或刑事司法案例当事人或嫌疑人在某一特定时间段是否存在影响其履行民事责任或承担刑事责任的精神障碍的司法鉴定责任。

民事法律纠纷的双方当事人，都会因各自在纠纷中的利益而特别在意对当事人司法鉴定的结论。若鉴定结论可能有利于某一方当事人，纠纷的另一方就会指责担任鉴定工作的精神科医生"偏袒"当事人甚至指责医生无中生有地"杜撰"当事人的精神障碍。同样，对涉及刑事案件嫌疑人的精神病学司法鉴定也有类似的争执：若受害者一方认为鉴定结论有利于减轻嫌疑人的刑事处罚，就可能会认为参与鉴定的医生"贪赃枉法"，为嫌疑人开脱罪责。无论上述民事还是刑事司法鉴定工作都可能导致对鉴定结论不满一方的指责甚至以诉诸法律的方式使从事司法精神病学鉴定的精神科医生自己也成为司法纠纷中的被告。

其次，不少精神障碍患者因对自身精神异常现象缺乏正确认识（精神病学将此种现象称为"无自知力"）而讳疾忌医，有些患者的亲属也可能对自家亲人精神异常现象缺乏正确认识或将患者的精神异常现象理想化地认为"性格问题"或"轻微的心理问题"而不愿让其到专科医院就诊。

在此种情况下，患者的其他关系人，如饱受患者精神异常症状折磨的配偶、单位同事或领导可能会出面强行带患者就诊或送患者到精神科住院机构住院。在患者被精神科医生诊断为患有某种精神疾病时，患者本人及其否认患者患病的亲属就会认为患者"被精神病"了，有些患者及其亲属会通过新闻媒体来"讨回公道"，还有一些患者及其亲属会通过司法诉讼的形式来追究医生和送诊者的法律责任。这样，精神科医生既可能因为诊断患者患病而被追究"损害名誉权"的责任，更可能因为强制收治患者而被追究"剥夺人身自由"的责任。这样，本来以治病救人为己任的精神科医生往往会因此成为千夫所指的"恶棍"，更可能成为法庭被告席上"助纣为虐"的被告，甚至会因为法官的判决而成为真正的罪犯。

最后，则是精神科医生很多时候在履行医生职责与涉嫌违法之间不得不作出的艰难抉择。

最常见的一种情况就是：患有某种精神障碍患者的亲属通过不同的关系找到一名能够建立起私人联系的精神科医生，然后请求该医生以非精神科医生的身份，例如朋友、亲戚、教师、上级单位调查人员等在饭店、咖啡厅或患者家中与患者见面，达到了解患者精神状况并作出相应诊断的目的。这种以“病人家庭关系人”身份对患者进行精神科晤谈在精神科临床实践中并不少见，特别是在中华民族这种重“人情”的文化背景下，实际上已经成为精神科医生不得已而为之的惯例。

精神科医生之所以以这种特殊的假扮身份去为患者提供诊治服务，很大程度上是由以下两方面的因素决定的：

其一，由于几乎所有的精神疾病患者特别是所谓重性精神病患者对自身精神异常缺乏自知力，他们否认自己的精神异常，并因此而拒诊、拒治。这既导致患者本人的生活质量和社会功能严重受损，甚至危及个人或社会的安全，同样也会使其亲属痛苦。患者亲属往往为了避免所谓“刺激”患者而选择通过私人关系联系精神科医生以假扮身份来当面诊视患者。

其二，很多精神疾病患者亲属本身对精神疾病有不太合理的认识和病耻感，也不愿带患者到专科机构接受正式的诊治，而是求助于通过朋友介绍精神科医生以假扮身份在非医疗环境内为患者诊病，以期避免被他人得知患者患精神病的实情。尽管精神科医生接受此种邀请以虚假身份为患者诊病的做法违背了先贤的“名不正则言不顺”的古训，特别是在当前，医生受到特定执业环境条件制约，需要冒着“非法行医”的风险，但不少精神科医生行医生涯培养出来的悲天悯人的人道主义情怀和救死扶伤的责任感，促使他们不得不作出被别人看作是“损己利人”的选择。

令人悲哀的是，许多时候精神科医生的这种高尚行为并未得到社会的足够理解和支持，有时甚至受到某些亲属或媒体的质疑或指责，特别是有时在患者亲属不认可患者患病而不愿承担为患者诊治的情况下，患者的其他法定监护人（如单位领导）为了患者及时得到正确诊治或避免患者实施危害本人或他人的危险行为，而不得不出面邀请精神科医生假扮某种身份来对患者进行精神科诊断，希望通过精神科医生的专业经验为患者作出正确诊断，并争取使患者得到有效的治疗。只是这样的善举往往被他人当作恶行来看待和批评，使这些当事医生百口莫辩。这种情况导致的法律纠纷已屡见报道，将精神科医生置于受到道义谴责和法律诉讼的风口浪尖，并严重地影响到精神科医生的形象和声誉。

02

法律条文

《精神卫生法》第七十五条　医疗机构及其工作人员有下列行为之一的，由县级以上人民政府卫生行政部门责令改正，对直接负责的主管人员和其他直接责任人员依法给予或者责令给予降低岗位等级或者撤职的处分；对有关医务人员，暂停六个月以上一年以下执业活动；情节严重的，给予或者责令给予开除的处分，并吊销有关医务人员的执业证书：

（一）违反本法规定实施约束、隔离等保护性医疗措施的；

（二）违反本法规定，强迫精神障碍患者劳动的；

（三）违反本法规定对精神障碍患者实施外科手术或者实验性临床医疗的；

（四）违反本法规定，侵害精神障碍患者的通讯和会见探访者等权利的；

（五）违反精神障碍诊断标准，将非精神障碍患者诊断为精神障碍患者的。

条文解读

精神科的保护性约束实质是躯体约束，主要利用约束用具保护精神疾病患者及周围环境免遭伤害，故称为保护性约束，是精神科一项特殊护理操作技术，不是简单的捆绑技术，它包含一定的医疗风险。

1. 应用原则

(1)患者当时有伤害自身或者危害他人的危险性。

(2)为保证患者得到及时的治疗。

(3)有其他较少限制的措施，但在当时无法提供或使用无效。

2. 适用对象

(1)新入院的患者有兴奋躁动、自伤、伤人及毁物表现者。

(2)治疗过程中突然出现兴奋躁动、伤人毁物、外逃者。

(3)具有严重的自杀、自伤行为者。

(4)癫痫大发作者。

(5)拒绝治疗如输液不合作者。

(6)其他特殊情况随时需要约束者。

3. 不良影响

(1)躯体方面：可直接引起神经损伤、肌力丧失、压疮、深静脉血栓、骨折等。有时由于被约束患者活动范围、保护能力受限，可能发生被其他患者伤害事件。

(2)心理方面：有伤自尊，患者认为约束是“捆绑”，是医护人员对其进行惩罚和控制的手段，会强化患者已经存在的负面情绪。

4. 注意事项

(1)取得理解。在进行保护性约束时，应与患者及家属进行沟通，使其理解配合。

(2)尊重患者。为患者提供人性化服务。为避免对其他患者造成负面影响，最好在单间内进行。

(3)正确实施。实施保护性约束的护理人员必须接受约束技巧的专门训练，操作时必须有 2 名以上护理人员，避免在激烈行为中造成任何一方的伤害。

(4)遵守规范。在操作过程中工作人员要严格遵守护理常规及保护带的使用规定，态度和蔼，严肃认真，值班护士每 15 min 至少应当巡查被保护性约束的患者一次。

5. 护理措施

(1)操作前评估。严格掌握保护性约束的适应证，评估患者的生命体征、意识状态、肢体活动情况，有无陈旧性骨折、压疮，是否存在自伤等意外伤害的可能。

(2)征得家属同意。如有家属陪护须征得家属同意，耐心向家属和患者讲解目前患者的病情，使用保护性约束的目的及必要性，通过沟通，解除患者及家属心中的疑虑，以取得其配合。

(3)巡视观察。约束部位应松紧适宜，以能放进两指为宜，过紧易伤及皮肤及妨碍远端血液循环，造成肢端坏死，过松不能达到控制目的。被约束患者要有专人负责重点护理，随时巡查，每 1 ~ 2 小时更换肢体位置一次，并通过交流随时评估患者病情。约束中密切观察局部皮肤温度及循环情况，进行受压局部按摩，防止皮肤损伤、肢体血运障碍或臂丛神经损伤，并进行严格的床边交接班，如约束的松紧情况、皮肤情况、保护带的数目等，防止患者自行解脱或被其他患者解开，造成伤人、自缢等严重后果。

(4)人文关怀。对患者的人文关怀要体现在每时每刻，定时为患者喂水、喂饭、喂药，天冷及时保暖，出汗及时擦拭，及时询问患者是否需要大小便，保持床及衣物清洁干燥，防止压疮发生。

(5)心理护理。若病情允许时多与患者交流。取得患者的信任，使用礼貌性、安慰性、鼓励性语言，多次讲解保护性约束的必要性，并鼓励患者表达自己的感受。

(6)对症处理。若患者极度不配合，及时给予药物治疗。

(7)做好记录。记录患者的肢体情况、约束部位血液循环情况、进食量、皮肤完整性、情绪心理状态等。

经典案例

限制疑似精神障碍患者自由，这家医院赔偿 2000 元!

精神科保护性约束应用广泛，对预防精神疾病患者意外事件发生起着重要作用。但应用把握不当，亦会引发医患纠纷。

某患者在儿子的陪同下到三甲医院精神卫生中心找精神科医生进行问诊。主治医师在向患者询问平时表现和事实后，通知护士将患者带至病房，按要求将病号服给其换上，个人衣物均统一交付护士，并将其捆绑在床上几十分钟。午饭过后接诊医生对患者再次进行询问，并告知患者可以出院了，并为患者出具门诊病历，病情载明：患者病情基本稳定，取药，嘱坚持服药，定期门诊复查。患者领取药物后离院。但之后患者对于取出的药未曾服用，亦未进行过复查。因为患者及家属认为医院对其实施身体强制约束，给其造成了精神损失，要求医院赔偿精神抚慰金10000元。法院认定医院侵犯患者人身自由，患者及家属要求赔偿精神抚慰金符合相关法律规定，但患者及家属要求赔偿数额偏高，酌情支持赔偿2000元。

从案例中我们可以看出，患者在还未诊断清楚的情况下，就被带入病房，进行换病号服、个人衣物交付等统一管理，而且还被护士“捆绑”。因此，患者及家属认为医院在未告知清楚情况的条件下实施的一系列行为是对患者人身自由进行限制。当然，医院的这种行为在患者和家属眼中是属于“捆绑”，但在医护人员眼中则属于治疗措施——保护性约束。

（来源：医法迭影，有修改）

相关链接

《精神卫生法》第三十条：精神障碍的住院治疗实行自愿原则。诊断结论、病情评估表明，就诊者为严重精神障碍患者并有下列情形之一的，应当对其实施住院治疗：(一)已经发生伤害自身的行为，或者有伤害自身的危险的；(二)已经发生危害他人安全的行为，或者有危害他人安全的危险的。

《精神卫生法》第四十条：精神障碍患者在医疗机构内发生或者将要发生伤害自身、危害他人安全、扰乱医疗秩序的行为，医疗机构及其医务人员在没有其他可替代措施的情况下，可以实施约束、隔离等保护性医疗措施。实施保护性医疗措施应当遵循诊断标准和治疗规范，并在实施后告知患者的监护人。禁止利用约束、隔离等保护性医疗措施惩罚精神障碍患者。

03

法律条文

《精神卫生法》第七十六条　有下列情形之一的，由县级以上人民政府卫生行政部门、工商行政管理部门依据各自职责责令改正，给予警告，并处五千元以上一万元以下罚款，有违法所得的，没收违法所得；造成严重后果的，责令暂停六个月以上一年以下执业活动，直至吊销执业证书或者营业执照：

（一）心理咨询人员从事心理治疗或者精神障碍的诊断、治疗的；

（二）从事心理治疗的人员在医疗机构以外开展心理治疗活动的；

（三）专门从事心理治疗的人员从事精神障碍的诊断的；

（四）专门从事心理治疗的人员为精神障碍患者开具处方或者提供外科治疗的。

心理咨询人员、专门从事心理治疗的人员在心理咨询、心理治疗活动中造成他人人身、财产或者其他损害的，依法承担民事责任。

经典案例

中国首例心理咨询师成为被告案

小张患有躯体障碍症，2012 年 12 月通过网络与某心理咨询师签订一份内训课程协议书，协议规定患者需接受为期 9 个月的系统训练。然而，2013 年 5 月 12 日，已被保研的在校大学生小张跳楼身亡，其父张某认为心理咨询师侵权，要求索赔 70 余万元。

紧接着，2013 年 11 月 26 日，张某又寄出诉状，状告该心理咨询师，一审被驳回后，他继续提起上诉。

这起案件也成为《精神卫生法》自 2013 年 5 月 1 日实施后，心理咨询师首次成为被告的案件。

（来源：《姑苏晚报》，有修改）

重要警示

作为一名心理咨询师，需要注意法律风险！

心理咨询在中国越来越普及，咨询师与咨客及其家人之间就心理咨询或治疗的过程或结果很可能会发生纠纷，有些纠纷会进入法律程序，成为法律官司。作为心理咨询师或心理治疗师当然不希望惹上这样的官司，那我们该怎么避免呢？我想，可以从已经发生的相关案件中学到一些东西。

以下是发生在美国加利福尼亚州的一件真实案例，患者的父亲控告治疗师渎职，指控治疗师将根本不存在的乱伦记忆植入女儿头脑中，使自己和家庭为此蒙受巨大精神伤害。该案件于1994年判决。

霍莉·拉蒙纳是一位23岁女性，因患有贪食症而不得不接受心理治疗。治疗过程中，咨询师伊莎贝拉告诉她，几乎患有贪食症的女性在童年都受到过性骚扰，同时给霍莉注射了一种叫安米托纳的催眠药物，使她回忆起发生在童年的性骚扰事件。在治疗师的诱导下，她开始回忆起在5~8岁时父亲经常强暴她的事情。当霍莉把这一乱伦行为公开后，霍莉父亲拉蒙纳先生的妻子、女儿及其他家庭成员都离开了他，同时还失去了大型酒厂高管的高薪工作，社会名誉也完全被毁掉。

拉蒙纳先生向法庭说，治疗师所恢复的被他强暴的记忆实际上是由治疗师创造的。治疗师不停向女儿暗示性虐待是其贪食症的原因，只有回忆起曾经受到过的性骚扰才能完全康复。他控告治疗师治疗不当，给女儿移植了错误记忆，因而给他和家庭带来了巨大的精神损害，要求金钱补偿。

审判过程持续七周，拉蒙纳先生坚决否认骚扰过他女儿，但是女儿也声称在童年时期，父亲曾多次强暴她。为此，法院传唤了心理学家来澄清相关问题。精神病学专家帕克·戴兹说，尽管霍莉回忆起被人强暴，但她不可能回忆起强暴者是谁。很显然她是在被注射催眠药物之后，在被治疗师暗示强暴者是他父亲的情况下，才"记起"强暴者是父亲，这种回忆是无法让人相信的。精神病学者、心理学家和催眠专家马丁奥·恩也证实，注射催眠药物后的会谈是不值得信任和不可靠的，并且霍莉的记忆被扭曲得如此厉害，以至于她不可能再知道真正性侵她的人是谁。

法院最终判决伊莎贝拉治疗师有渎职罪，赔偿拉蒙纳先生 475000 美元。

该案判决给我们的启迪：

首先，心理咨询师或治疗师应当避免诱导性的提问，让患者有意识地去“搜寻”相关记忆，这就为患者“创造”记忆提供了可能。虽然治疗师得到其理论所需要的资料，但它的真实性是存疑的。

其次，即使诱导回忆，也应当避免将患者的不幸归罪于童年生活中的某个人。这会给他人带来伤害，并影响现实生活中的关系。

最后，学习心理咨询流派要注意其科学性，避免因其流派的理论观点和操作技术所带来的问题。像上面个案中所使用的催眠技术所得到信息，可能存在真实性问题。有治疗师让患者通过催眠回到前世，看到前世的自己，谁知道这是真的还是虚构的呢？另外，家庭排列疗法和精神分析法都对患者的心理问题有一个解释，而这些解释可能指向童年中的比较重要的人，甚至指向上几代家族中的某些人。这些观点在某些个案身上可能是对的，但不能保证此方法也适用于其他案例。因此要格外小心。

（来源：兰迪·拉森与戴维·巴斯所著的《潜意识与人格》）

04

法律条文

《精神卫生法》第七十八条　违反本法规定，有下列情形之一，给精神障碍患者或者其他公民造成人身、财产或者其他损害的，依法承担赔偿责任：

（一）将非精神障碍患者故意作为精神障碍患者送入医疗机构治疗的；

（二）精神障碍患者的监护人遗弃患者，或者有不履行监护职责的其他情形的；

（三）歧视、侮辱、虐待精神障碍患者，侵害患者的人格尊严、人身安全的；

（四）非法限制精神障碍患者人身自由的；

（五）其他侵害精神障碍患者合法权益的情形。

条文解读

在什么情况下是要承担赔偿责任的？

有下列情形之一，给精神障碍患者或者其他公民造成人身、财产或其他损害的，要承担赔偿责任。

第一，将非精神障碍患者故意作为精神障碍患者送入医疗机构治疗的。这种情况常见的案例是公民所在单位将非精神障碍患者故意作为精神障碍患者送入医疗机构治疗。本来没有精神病，单位为了让自己放心、免责而通过各种途径把公民送进了精神病院。若经过司法鉴定后发现公民没有患病，单位需要承担法律责任。

第二，精神障碍患者的监护人遗弃患者，或者有不履行监护职责的其他情形的。精神障碍患者的监护人遗弃患者肯定是犯了遗弃罪，遗弃罪(《中华人民共和国刑法》第二百六十一条)是指对于年老、年幼、患病或者其他没有独立生活能力的人，负有扶养义务而拒绝抚养，情节恶劣的行为。遗弃罪一经定罪可判处五年以下有期徒刑、拘役或管制。除此之外，监护人还有妥善看护未住院治疗的患者，按照医嘱督促其按时服药、接受随访或者治疗；协助患者进行生活自理能力和社会适应能力等方面的康复训练等职责，监护人如果没有履行这些义务是需要承担法律责任的。

第三，歧视、侮辱、虐待精神障碍患者，侵害患者的人格尊严、人身安全的。

第四，非法限制精神障碍患者人身自由的。

第五，其他侵害精神障碍患者合法权益的情形。

经典案例

2015 年，某大学学生刘某自称被强制送入某市精神卫生中心治疗 134 天。出院后，刘某起诉某大学和某市精神卫生中心，认为其非法限制自己人身自由，造成其身心严重摧残，要求被告公开道歉并赔偿损失。

2014 年，已经工作 5 年的刘某通过高考考入某大学，当时已 28 岁的刘某成为全班 49 个学生中唯一的一个男生，与其他同学更是有 10 岁左右的年龄差。因为有代沟，他与同学很少交流。刘某与其他专业 3 位男生被分到某大学新校区宿舍，但新校区宿舍刚刚装修过，味道较大，体弱的刘某向学校申请换宿舍。随后，学校将刘某换到老校区宿舍。不久，因为老校区乘车不便，刘某又向学校申请换回来，学校便将他换到新校区一间没有新家具的宿舍里。2015 年暑期，因为要参加暑期实践，刘某没有回家，而当时他的手机卡正好丢失。某大学联系到刘某的母亲，称刘某失踪了。刘母赶到学校后，学校老师又告诉刘母，刘某精神有些问题，让她送刘某去医院看看。

刘母随后联系到某市精神卫生中心，医院派车前来刘某处。在刘某不同意的情况下，某市精神卫生中心的人将他双手反绑，强制带上车。医院医生则告诉刘母，刘某必须在医院接受治疗，医院开证明以后才能继续上学。刘某表示，从 2015 年 7 月 20 日被强制入院，他一共在医院待了 134 天，其间接受过电击、强制喂药等治疗，还曾被护工殴打过。2015 年 11 月 30 日，刘某与殴打他的护工签署调解协议(对方赔偿刘某 7000 元)后出院。2016 年 10 月 13 日，刘某前往另一医院接受检查。检查结果显示，该院医生认为刘某“不是精神病”。

对于刘某的指责，某大学在一审庭审中辩称，学校将刘某在校表现告知其母亲完全是正常的学生管理行为，不存在任何过错。刘某在校期间，与学校师生及宿舍管理人员多次发生争执，从不与人交流，不遵守寝室管理规定，影响了学校的正常管理秩序，不但对他人的工作学习造成严重困扰，也不利于原告自身的身心健康。学校按照相关管理规定将原告在校表现与其母进行沟通，是本着对原告负责、对其他师生负责的态度履行高校管理职责。此外，原告是由其母亲主动送医治疗，学校既未参与原告的送医、就医及治疗相关过程，更不是医疗行为的具体实施者。而某市精神卫生中心则辩称，刘某住院是由其监护人决定并亲自护送入院的；根据患者病史、临床表现及精神专科检查，刘某完全符合有关精神分裂症的诊断标准；刘某住院治疗，其监护人知情并同意；治疗行为规范，不存在过错。同时，某市精神卫生中心称，2015 年 8 月 17 日，刘母全额结清自费的住院手续，并满意医院的诊断治疗，要求继续巩固疗效，并为刘某再次主动办理了住院手续。

2017 年 11 月 23 日，一审判决被告某市精神卫生中心向原告刘某公开赔礼道歉并赔偿刘某医疗费用 21673 元，精神损害抚慰金 50000 元。对此，刘某与某市精神卫生中心均表示不服，提起上诉，目前案件正在审理过程中。

（来源：《中国青年报》，有修改）

05

法律条文

《精神卫生法》第七十九条　医疗机构出具的诊断结论表明精神障碍患者应当住院治疗而其监护人拒绝，致使患者造成他人人身、财产损害的，或者患者有其他造成他人人身、财产损害情形的，其监护人依法承担民事责任。

条文解读

什么情况下应当住院治疗？

严重精神障碍患者有下列情形之一的都应当住院：出现伤害他人、伤害自己、有伤害他人危险的、有伤害自己危险的这些情况。其监护人不让患者住院致使患者造成他人的人身财产损害的，监护人要承担民事赔偿责任。

经典案例

精神病患者犯罪，民事赔偿怎么赔

2016年5月，何某某(疑似有精神病)，连续打死路人2人，打伤4人。近年来，精神病患者伤人的案件不断见诸报端，之前就有民众被疑似精神病患者砍死的案件，因此精神病患者伤人话题也将持续引发舆论的广泛关注与讨论。

如果嫌疑人在犯案的时候确实属于无法控制自己行为的状态，法律基于公平原则无法追究其责任。强制对精神病患者约束治疗和禁锢貌似解决了一部分问题，事实上却没有解决根本问题，涉及精神病患者犯罪的案件因为关涉更多的社会系统而注定是一个无法逃避的公共话题，因此影响的并非只是绝对无行为能力的人群。社会对受害人同样需要保证公平，于是解决问题的关键还是落在了精神病患者监护体系之上。

由于我国社会保障体系不够健全，来自经济困难家庭的精神病患者监护人既要考虑谋生问题又要监护精神病患者。因此，经济困难的家庭容易落入两个极端，要么把精神病患者如动物一样禁锢起来，要么放任其在社会中自生自灭。当这一类型精神病患者在无监护情况下游荡于街头时，可能出现极端情形，在危及他人生命之后，法律既无法对精神病患者处以极刑，有些精神病患者家属可能又无力进行充分的民事赔偿。

社会问题是复杂多样的，但精神病患者家属的监护责任并不能因为经济困难、社会保障不足就可以被放任。我国现行的法律制度确定精神病患者监护家庭的赔偿责任仅仅参考通用的赔偿条款，并不会根据监护人责任的大小而附带有惩罚性的部分，因此其赔偿金额往往与事实造成的危害不相匹配。更甚的是，这种触犯法律要进行民事赔偿，对有经济能力的家庭来说可能不觉得有压力，而困难的家庭可能出现用各种借口逃避赔偿责任的情况。

然而从公平的角度而言，经济条件不佳的精神病患者家庭也不能以贫困为理由而逃避经济赔偿部分，为此，就精神病患者犯罪的民事赔偿部分，应当引入相应的惩罚性赔偿机制，对有经济能力的家庭应极大地提高赔偿责任，对经济能力不足的家庭也应引入其他如社会服务等惩罚性机制。

（来源：《新京报》，有修改）

06

法律条文

《精神卫生法》第八十二条　精神障碍患者或者其监护人、近亲属认为行政机关、医疗机构或者其他有关单位和个人违反本法规定侵害患者合法权益的，可以依法提起诉讼。

条文解读

该条明确指出，高校学生如果出现精神障碍，学校和学生管理人员在进行危机干预及其转介过程中，如果出现学生人身伤害情况或学生、监护人认为其合法权益受到侵害，学生及其监护人都可以依据《精神卫生法》对学校和学生管理人员依法提起诉讼。

第七章

附 则

01

法律条文

《精神卫生法》第八十三条　本法所称精神障碍，是指由各种原因引起的感知、情感和思维等精神活动的紊乱或者异常，导致患者明显的心理痛苦或者社会适应等功能损害。

本法所称严重精神障碍，是指疾病症状严重，导致患者社会适应等功能严重损害、对自身健康状况或者客观现实不能完整认识，或者不能处理自身事务的精神障碍。

本法所称精神障碍患者的监护人，是指依照民法通则的有关规定可以担任监护人的人。

条文解读

1. 什么是精神障碍?

精神障碍指的是大脑机能活动发生紊乱，导致认知、情感、行为和意志等精神活动不同程度障碍的总称。常见的有情感性精神障碍、脑器质性精神障碍等。致病因素有多方面：先天遗传、个性特征及体质因素、器质因素、社会性环境因素等。许多精神障碍患者有妄想、幻觉、错觉、情感障碍、哭笑无常、自言自语、行为怪异、意志减退等症状，绝大多数患者缺乏自知力，不承认自己有病，不主动寻求医生的帮助。常见的精神障碍有：精神分裂症、躁狂抑郁性精神障碍、更年期精神障碍、偏执性精神障碍及各种器质性病变伴发的精神障碍等。

2. 哪些原因可以引发精神障碍?

学业压力、情感危机、亲子关系矛盾、家庭冲突这些负性事件打击就可以让一个人出现精神问题，除此之外，生理疾病等也属于负性事件。引发各种疾病最主要的一个原因就是家族遗传，很多精神疾病，例如精神分裂、心境障碍、抑郁症、神经症人格障碍，在其发病机制中排在第一位的就是家族遗传。在高校中，很多学生出现抑郁症或精神分裂，往往可以追踪到他的家族史。精神障碍的发生还有一个原因是我们常说的临床上的主要大脑神经生物学的改变。

3. 精神障碍症状有哪些?

第一，感知觉紊乱。外界客观事物通过刺激我们的感觉器官进入大脑，我们对其个别属性的描述，这是感觉。外界客观事物通过我们的感觉器官进入大脑，我们对其整体属性的把握，这叫知觉。一般来说，我们眼睛可以看，耳朵可以听，鼻子可以闻，嘴巴可以尝，手可以触摸，皮肤还有温度觉。例如上课时教室里是没有什么气味的，如果谁闻到一股极其难闻的气味，老是掩着鼻子，甚至待不下去要跑出去，说明他嗅觉紊乱。如果有学生把老师手里拿的翻页笔看成是手雷、匕首或一个完全和客观事实不相符的事物，我们则认为他的知觉是紊乱的。

第二，情感紊乱。什么叫情感紊乱？一个人情感怎样才算稳定，有学生想谈恋爱，所以追了一个女孩一个月，这个女孩终于答应他了，他最近一段时间每天都兴高采烈的，特别高兴，这是他正常的情感表达，那肯定没问题。但是现实生活中确实有些学生好像没有什么外界的刺激，他就是情绪很低落、很压抑，甚至极度不想活了，想自杀，他这种情况就属于情感紊乱，我们往往考虑这个学生可能是抑郁症。还有一类学生没有受到什么客观事物的刺激，但他每天就是兴奋得不得了，思维非常活跃，讲话滔滔不绝，甚至可以不睡觉，喜欢乱花钱买东西，自认为本事特别大，这类人属于什么？他可能是躁狂。这两种情绪的两极高涨低落不受控制，我们就认为他的情感紊乱。

第三，思维紊乱。什么叫思维？什么叫思维紊乱？外界客观事物的刺激通过我们的眼睛、耳朵等感觉器官进入我们的大脑，然后我们利用所学知识对这个事物的发展过程进行一个推理分析判断的过程，这就是思维。但是现实生活中存在有些学生并没有受到外界客观事物的刺激，但是他却有一个歪曲的推理。比如，他总觉得有人在监视他，有人在跟踪他，有人要害他，在他饭里下毒，在他的水里下毒，但是现实生活中并没有这个人，可他坚信不疑，这个叫被害妄想。被害妄想就是思维紊乱最典型的症状。

严重精神障碍特别强调了患者自知力的不完整。自知力指患者对其自身精神状态的认知能力，即能否察觉或识辨自己有病和精神状态异常，能否分析判断并指出自己既往和现在的哪些状态和表现属于正常、哪些属于病态的能力。自知力完整的患者通常能够认识到自己患了病，知道自己需要治疗，并积极配合医生治疗。精神病患者一般均有不同程度的自知力缺陷，在疾病的不同阶段，自知力的完整程度也不同，并随病情变化，且这种变化有一定的规律性。精神病的初期，有些患者的自知力尚保存，能够觉察到自己的精神状态发生了变化。随着病情的发展和加重，患者往往对自己的精神症状丧失了判断力，否认自己是不正常的，甚至拒绝治疗。此时称为自知力缺损。严重精神障碍患者往往自知力缺损。

精神病患者是一个需要照顾与关怀的群体，监护人扮演着大爱的角色，谁是精神病患者的监护人，谁能承担这份重任呢？如何确定监护人也是一个严肃的问题。只有把精神病患者的监护人确定好了，精神病患者才会有幸福可言。精神病患者得到了全面的照顾，这个社会会显现更多的关怀与情感。

监护人，是对无民事行为能力和限制民事行为能力的人（如未成年人或精神病患者）的人身、财产和其他合法权益负有监督和保护责任的人。监护人必须具有完全行为能力，并依法律规定产生：

《中华人民共和国民法通则》第十七条【精神病人的监护人】 无民事行为能力或者限制民事行为能力的精神病人，由下列人员担任监护人：

（一）配偶；

（二）父母；

（三）成年子女；

（四）其他近亲属；

（五）关系密切的其他亲属、朋友愿意承担监护责任，经精神病人的所在单位或者住所地的居民委员会、村民委员会同意的。

对担任监护人有争议的，由精神病人的所在单位或者住所地的居民委员会、村民委员会在近亲属中指定。对指定不服提起诉讼的，由人民法院裁决。

没有第一款规定的监护人的，由精神病人的所在单位或者住所地的居民委员会、村民委员会或者民政部门担任监护人。

附件

中华人民共和国精神卫生法(2018年修正)

(2012年10月26日第十一届全国人民代表大会常务委员会第二十九次会议通过;2012年10月26日中华人民共和国主席令第六十二号公布,自2013年5月1日起施行;根据2018年4月27日第十三届全国人民代表大会常务委员会第二次会议《全国人民代表大会常务委员会关于修改〈中华人民共和国国境卫生检疫法〉等六部法律的决定》第一次修正)

第一章　总则

第一条　为了发展精神卫生事业,规范精神卫生服务,维护精神障碍患者的合法权益,制定本法。

第二条　在中华人民共和国境内开展维护和增进公民心理健康、预防和治疗精神障碍、促进精神障碍患者康复的活动，适用本法。

第三条 精神卫生工作实行预防为主的方针，坚持预防、治疗和康复相结合的原则。

第四条 精神障碍患者的人格尊严、人身和财产安全不受侵犯。

精神障碍患者的教育、劳动、医疗以及从国家和社会获得物质帮助等方面的合法权益受法律保护。

有关单位和个人应当对精神障碍患者的姓名、肖像、住址、工作单位、病历资料以及其他可能推断出其身份的信息予以保密；但是，依法履行职责需要公开的除外。

第五条 全社会应当尊重、理解、关爱精神障碍患者。

任何组织或者个人不得歧视、侮辱、虐待精神障碍患者，不得非法限制精神障碍患者的人身自由。

新闻报道和文学艺术作品等不得含有歧视、侮辱精神障碍患者的内容。

第六条 精神卫生工作实行政府组织领导、部门各负其责、家庭和单位尽力尽责、全社会共同参与的综合管理机制。

第七条 县级以上人民政府领导精神卫生工作，将其纳入国民经济和社会发展规划，建设和完善精神障碍的预防、治疗和康复服务体系，建立健全精神卫生工作协调机制和工作责任制，对有关部门承担的精神卫生工作进行考核、监督。

乡镇人民政府和街道办事处根据本地区的实际情况，组织开展预防精神障碍发生、促进精神障碍患者康复等工作。

第八条 国务院卫生行政部门主管全国的精神卫生工作。县级以上地方人民政府卫生行政部门主管本行政区域的精神卫生工作。

县级以上人民政府司法行政、民政、公安、教育、医疗保障等部门在各自职责范围内负责有关的精神卫生工作。

第九条 精神障碍患者的监护人应当履行监护职责，维护精神障碍患者的合法权益。

禁止对精神障碍患者实施家庭暴力，禁止遗弃精神障碍患者。

第十条 中国残疾人联合会及其地方组织依照法律、法规或者接受政府委托，动员社会力量，开展精神卫生工作。

村民委员会、居民委员会依照本法的规定开展精神卫生工作，并对所在地人民政府开展的精神卫生工作予以协助。

国家鼓励和支持工会、共产主义青年团、妇女联合会、红十字会、科学技术协会等团体依法开展精神卫生工作。

第十一条 国家鼓励和支持开展精神卫生专门人才的培养，维护精神卫生工作人员的合法权益，加强精神卫生专业队伍建设。

国家鼓励和支持开展精神卫生科学技术研究，发展现代医学、我国传统医学、心理学，提高精神障碍预防、诊断、治疗、康复的科学技术水平。

国家鼓励和支持开展精神卫生领域的国际交流与合作。

第十二条 各级人民政府和县级以上人民政府有关部门应当采取措施，鼓励和支持组织、个人提供精神卫生志愿服务，捐助精神卫生事业，兴建精神卫生公益设施。

对在精神卫生工作中作出突出贡献的组织、个人，按照国家有关规定给予表彰、奖励。

第二章 心理健康促进和精神障碍预防

第十三条 各级人民政府和县级以上人民政府有关部门应当采取措施，加强心理健康促进和精神障碍预防工作，提高公众心理健康水平。

第十四条 各级人民政府和县级以上人民政府有关部门制定的突发事件应急预案，应当包括心理援助的内容。发生突发事件，履行统一领导职责或者组织处置突发事件的人民政府应当根据突发事件的具体情况，按照应急预案的规定，组织开展心理援助工作。

第十五条 用人单位应当创造有益于职工身心健康的工作环境，关注职工的心理健康；对处于职业发展特定时期或者在特殊岗位工作的职工，应当有针对性地开展心理健康教育。

第十六条 各级各类学校应当对学生进行精神卫生知识教育；配备或者

聘请心理健康教育教师、辅导人员，并可以设立心理健康辅导室，对学生进行心理健康教育。学前教育机构应当对幼儿开展符合其特点的心理健康教育。

发生自然灾害、意外伤害、公共安全事件等可能影响学生心理健康的事件，学校应当及时组织专业人员对学生进行心理援助。

教师应当学习和了解相关的精神卫生知识，关注学生心理健康状况，正确引导、激励学生。地方各级人民政府教育行政部门和学校应当重视教师心理健康。

学校和教师应当与学生父母或者其他监护人、近亲属沟通学生心理健康情况。

第十七条 医务人员开展疾病诊疗服务，应当按照诊断标准和治疗规范的要求，对就诊者进行心理健康指导；发现就诊者可能患有精神障碍的，应当建议其到符合本法规定的医疗机构就诊。

第十八条 监狱、看守所、拘留所、强制隔离戒毒所等场所，应当对服刑人员，被依法拘留、逮捕、强制隔离戒毒的人员等，开展精神卫生知识宣传，关注其心理健康状况，必要时提供心理咨询和心理辅导。

第十九条 县级以上地方人民政府人力资源社会保障、教育、卫生、司法行政、公安等部门应当在各自职责范围内分别对本法第十五条至第十八条规定的单位履行精神障碍预防义务的情况进行督促和指导。

第二十条 村民委员会、居民委员会应当协助所在地人民政府及其有关部门开展社区心理健康指导、精神卫生知识宣传教育活动，创建有益于居民身心健康的社区环境。

乡镇卫生院或者社区卫生服务机构应当为村民委员会、居民委员会开展社区心理健康指导、精神卫生知识宣传教育活动提供技术指导。

第二十一条 家庭成员之间应当相互关爱，创造良好、和睦的家庭环境，提高精神障碍预防意识；发现家庭成员可能患有精神障碍的，应当帮助其及时就诊，照顾其生活，做好看护管理。

第二十二条 国家鼓励和支持新闻媒体、社会组织开展精神卫生的公益性宣传，普及精神卫生知识，引导公众关注心理健康，预防精神障碍的发生。

第二十三条 心理咨询人员应当提高业务素质，遵守执业规范，为社会公众提供专业化的心理咨询服务。

心理咨询人员不得从事心理治疗或者精神障碍的诊断、治疗。

心理咨询人员发现接受咨询的人员可能患有精神障碍的，应当建议其到符合本法规定的医疗机构就诊。

心理咨询人员应当尊重接受咨询人员的隐私，并为其保守秘密。

第二十四条 国务院卫生行政部门建立精神卫生监测网络，实行严重精神障碍发病报告制度，组织开展精神障碍发生状况、发展趋势等的监测和专题调查工作。精神卫生监测和严重精神障碍发病报告管理办法，由国务院卫生行政部门制定。

国务院卫生行政部门应当会同有关部门、组织，建立精神卫生工作信息共享机制，实现信息互联互通、交流共享。

第三章　精神障碍的诊断和治疗

第二十五条　开展精神障碍诊断、治疗活动，应当具备下列条件，并依照医疗机构的管理规定办理有关手续：

（一）有与从事的精神障碍诊断、治疗相适应的精神科执业医师、护士；

（二）有满足开展精神障碍诊断、治疗需要的设施和设备；

（三）有完善的精神障碍诊断、治疗管理制度和质量监控制度。

从事精神障碍诊断、治疗的专科医疗机构还应当配备从事心理治疗的人员。

第二十六条　精神障碍的诊断、治疗，应当遵循维护患者合法权益、尊重患者人格尊严的原则，保障患者在现有条件下获得良好的精神卫生服务。

精神障碍分类、诊断标准和治疗规范，由国务院卫生行政部门组织制定。

第二十七条　精神障碍的诊断应当以精神健康状况为依据。

除法律另有规定外，不得违背本人意志进行确定其是否患有精神障碍的医学检查。

第二十八条　除个人自行到医疗机构进行精神障碍诊断外，疑似精神障碍患者的近亲属可以将其送往医疗机构进行精神障碍诊断。对查找不到近亲属的流浪乞讨疑似精神障碍患者，由当地民政等有关部门按照职责分工，帮助送往医疗机构进行精神障碍诊断。

疑似精神障碍患者发生伤害自身、危害他人安全的行为，或者有伤害自身、危害他人安全的危险的，其近亲属、所在单位、当地公安机关应当立即采取措施予以制止，并将其送往医疗机构进行精神障碍诊断。

医疗机构接到送诊的疑似精神障碍患者，不得拒绝为其作出诊断。

第二十九条 精神障碍的诊断应当由精神科执业医师作出。

医疗机构接到依照本法第二十八条第二款规定送诊的疑似精神障碍患者，应当将其留院，立即指派精神科执业医师进行诊断，并及时出具诊断结论。

第三十条 精神障碍的住院治疗实行自愿原则。

诊断结论、病情评估表明，就诊者为严重精神障碍患者并有下列情形之一的，应当对其实施住院治疗：

（一）已经发生伤害自身的行为，或者有伤害自身的危险的；

（二）已经发生危害他人安全的行为，或者有危害他人安全的危险的。

第三十一条 精神障碍患者有本法第三十条第二款第一项情形的，经其监护人同意，医疗机构应当对患者实施住院治疗；监护人不同意的，医疗机构不得对患者实施住院治疗。监护人应当对在家居住的患者做好看护管理。

第三十二条 精神障碍患者有本法第三十条第二款第二项情形，患者或者其监护人对需要住院治疗的诊断结论有异议，不同意对患者实施住院治疗的，可以要求再次诊断和鉴定。

依照前款规定要求再次诊断的，应当自收到诊断结论之日起三日内向原医疗机构或者其他具有合法资质的医疗机构提出。承担再次诊断的医疗机构应当在接到再次诊断要求后指派二名初次诊断医师以外的精神科执业医师进行再次诊断，并及时出具再次诊断结论。承担再次诊断的执业医师应当到收治患者的医疗机构面见、询问患者，该医疗机构应当予以配合。

对再次诊断结论有异议的，可以自主委托依法取得执业资质的鉴定机构进行精神障碍医学鉴定；医疗机构应当公示经公告的鉴定机构名单和联系方式。接受委托的鉴定机构应当指定本机构具有该鉴定事项执业资格的二名以上鉴定人共同进行鉴定，并及时出具鉴定报告。

第三十三条 鉴定人应当到收治精神障碍患者的医疗机构面见、询问患者，该医疗机构应当予以配合。

鉴定人本人或者其近亲属与鉴定事项有利害关系，可能影响其独立、客观、公正进行鉴定的，应当回避。

第三十四条 鉴定机构、鉴定人应当遵守有关法律、法规、规章的规定，尊重科学，恪守职业道德，按照精神障碍鉴定的实施程序、技术方法和操作规范，依法独立进行鉴定，出具客观、公正的鉴定报告。

鉴定人应当对鉴定过程进行实时记录并签名。记录的内容应当真实、客观、准确、完整，记录的文本或者声像载体应当妥善保存。

第三十五条 再次诊断结论或者鉴定报告表明，不能确定就诊者为严重精神障碍患者，或者患者不需要住院治疗的，医疗机构不得对其实施住院治疗。

再次诊断结论或者鉴定报告表明，精神障碍患者有本法第三十条第二款第二项情形的，其监护人应当同意对患者实施住院治疗。监护人阻碍实施住院治疗或者患者擅自脱离住院治疗的，可以由公安机关协助医疗机构采取措施对患者实施住院治疗。

在相关机构出具再次诊断结论、鉴定报告前，收治精神障碍患者的医疗机构应当按照诊疗规范的要求对患者实施住院治疗。

第三十六条 诊断结论表明需要住院治疗的精神障碍患者，本人没有能力办理住院手续的，由其监护人办理住院手续；患者属于查找不到监护人的流浪乞讨人员的，由送诊的有关部门办理住院手续。

精神障碍患者有本法第三十条第二款第二项情形，其监护人不办理住院手续的，由患者所在单位、村民委员会或者居民委员会办理住院手续，并由医疗机构在患者病历中予以记录。

第三十七条 医疗机构及其医务人员应当将精神障碍患者在诊断、治疗过程中享有的权利，告知患者或者其监护人。

第三十八条 医疗机构应当配备适宜的设施、设备，保护就诊和住院治疗的精神障碍患者的人身安全，防止其受到伤害，并为住院患者创造尽可能接近正常生活的环境和条件。

第三十九条 医疗机构及其医务人员应当遵循精神障碍诊断标准和治疗规范，制定治疗方案，并向精神障碍患者或者其监护人告知治疗方案和治疗方法、目的以及可能产生的后果。

第四十条 精神障碍患者在医疗机构内发生或者将要发生伤害自身、危害他人安全、扰乱医疗秩序的行为，医疗机构及其医务人员在没有其他可替代措施的情况下，可以实施约束、隔离等保护性医疗措施。实施保护性医疗措施应当遵循诊断标准和治疗规范，并在实施后告知患者的监护人。

禁止利用约束、隔离等保护性医疗措施惩罚精神障碍患者。

第四十一条 对精神障碍患者使用药物，应当以诊断和治疗为目的，使用安全、有效的药物，不得为诊断或者治疗以外的目的使用药物。

医疗机构不得强迫精神障碍患者从事生产劳动。

第四十二条 禁止对依照本法第三十条第二款规定实施住院治疗的精神障碍患者实施以治疗精神障碍为目的的外科手术。

第四十三条 医疗机构对精神障碍患者实施下列治疗措施，应当向患者或者其监护人告知医疗风险、替代医疗方案等情况，并取得患者的书面同意；无法取得患者意见的，应当取得其监护人的书面同意，并经本医疗机构伦理委员会批准：

（一）导致人体器官丧失功能的外科手术；

（二）与精神障碍治疗有关的实验性临床医疗。

实施前款第一项治疗措施，因情况紧急查找不到监护人的，应当取得本医疗机构负责人和伦理委员会批准。

禁止对精神障碍患者实施与治疗其精神障碍无关的实验性临床医疗。

第四十四条 自愿住院治疗的精神障碍患者可以随时要求出院，医疗机构应当同意。

对有本法第三十条第二款第一项情形的精神障碍患者实施住院治疗的，监护人可以随时要求患者出院，医疗机构应当同意。

医疗机构认为前两款规定的精神障碍患者不宜出院的，应当告知不宜出院的理由；患者或者其监护人仍要求出院的，执业医师应当在病历资料中详细记录告知的过程，同时提出出院后的医学建议，患者或者其监护人应当签字确认。

对有本法第三十条第二款第二项情形的精神障碍患者实施住院治疗，医疗机构认为患者可以出院的，应当立即告知患者及其监护人。

医疗机构应当根据精神障碍患者病情，及时组织精神科执业医师对依照本法第三十条第二款规定实施住院治疗的患者进行检查评估。评估结果表明患者不需要继续住院治疗的，医疗机构应当立即通知患者及其监护人。

第四十五条 精神障碍患者出院，本人没有能力办理出院手续的，监护人应当为其办理出院手续。

第四十六条 医疗机构及其医务人员应当尊重住院精神障碍患者的通讯和会见探访者等权利。除在急性发病期或者为了避免妨碍治疗可以暂时性限制外，不得限制患者的通讯和会见探访者等权利。

第四十七条 医疗机构及其医务人员应当在病历资料中如实记录精神障碍患者的病情、治疗措施、用药情况、实施约束、隔离措施等内容，并如实告知患者或者其监护人。患者及其监护人可以查阅、复制病历资料；但是，患者查阅、复制病历资料可能对其治疗产生不利影响的除外。病历资料保存期限不得少于三十年。

第四十八条 医疗机构不得因就诊者是精神障碍患者，推诿或者拒绝为其治疗属于本医疗机构诊疗范围的其他疾病。

第四十九条 精神障碍患者的监护人应当妥善看护未住院治疗的患者，按照医嘱督促其按时服药、接受随访或者治疗。村民委员会、居民委员会、患者所在单位等应当依患者或者其监护人的请求，对监护人看护患者提供必要的帮助。

第五十条 县级以上地方人民政府卫生行政部门应当定期就下列事项对本行政区域内从事精神障碍诊断、治疗的医疗机构进行检查：

（一）相关人员、设施、设备是否符合本法要求；

（二）诊疗行为是否符合本法以及诊断标准、治疗规范的规定；

（三）对精神障碍患者实施住院治疗的程序是否符合本法规定；

（四）是否依法维护精神障碍患者的合法权益。

县级以上地方人民政府卫生行政部门进行前款规定的检查，应当听取精神障碍患者及其监护人的意见；发现存在违反本法行为的，应当立即制止或者责令改正，并依法作出处理。

第五十一条 心理治疗活动应当在医疗机构内开展。专门从事心理治疗的人员不得从事精神障碍的诊断，不得为精神障碍患者开具处方或者提供外科治疗。心理治疗的技术规范由国务院卫生行政部门制定。

第五十二条 监狱、强制隔离戒毒所等场所应当采取措施，保证患有精神障碍的服刑人员、强制隔离戒毒人员等获得治疗。

第五十三条 精神障碍患者违反治安管理处罚法或者触犯刑法的，依照有关法律的规定处理。

第四章 精神障碍的康复

第五十四条 社区康复机构应当为需要康复的精神障碍患者提供场所和条件，对患者进行生活自理能力和社会适应能力等方面的康复训练。

第五十五条 医疗机构应当为在家居住的严重精神障碍患者提供精神科基本药物维持治疗，并为社区康复机构提供有关精神障碍康复的技术指导和支持。

社区卫生服务机构、乡镇卫生院、村卫生室应当建立严重精神障碍患者的健康档案，对在家居住的严重精神障碍患者进行定期随访，指导患者服药和开展康复训练，并对患者的监护人进行精神卫生知识和看护知识的培训。

县级人民政府卫生行政部门应当为社区卫生服务机构、乡镇卫生院、村卫生室开展上述工作给予指导和培训。

第五十六条 村民委员会、居民委员会应当为生活困难的精神障碍患者家庭提供帮助，并向所在地乡镇人民政府或者街道办事处以及县级人民政府有关部门反映患者及其家庭的情况和要求，帮助其解决实际困难，为患者融入社会创造条件。

第五十七条 残疾人组织或者残疾人康复机构应当根据精神障碍患者康复的需要，组织患者参加康复活动。

第五十八条 用人单位应当根据精神障碍患者的实际情况，安排患者从事力所能及的工作，保障患者享有同等待遇，安排患者参加必要的职业技能培训，提高患者的就业能力，为患者创造适宜的工作环境，对患者在工作中取得的成绩予以鼓励。

第五十九条 精神障碍患者的监护人应当协助患者进行生活自理能力和社会适应能力等方面的康复训练。

精神障碍患者的监护人在看护患者过程中需要技术指导的，社区卫生服务机构或者乡镇卫生院、村卫生室、社区康复机构应当提供。

第五章 保障措施

第六十条 县级以上人民政府卫生行政部门会同有关部门依据国民经济

和社会发展规划的要求，制定精神卫生工作规划并组织实施。

精神卫生监测和专题调查结果应当作为制定精神卫生工作规划的依据。

第六十一条 省、自治区、直辖市人民政府根据本行政区域的实际情况，统筹规划，整合资源，建设和完善精神卫生服务体系，加强精神障碍预防、治疗和康复服务能力建设。

县级人民政府根据本行政区域的实际情况，统筹规划，建立精神障碍患者社区康复机构。

县级以上地方人民政府应当采取措施，鼓励和支持社会力量举办从事精神障碍诊断、治疗的医疗机构和精神障碍患者康复机构。

第六十二条 各级人民政府应当根据精神卫生工作需要，加大财政投入力度，保障精神卫生工作所需经费，将精神卫生工作经费列入本级财政预算。

第六十三条 国家加强基层精神卫生服务体系建设，扶持贫困地区、边远地区的精神卫生工作，保障城市社区、农村基层精神卫生工作所需经费。

第六十四条 医学院校应当加强精神医学的教学和研究，按照精神卫生工作的实际需要培养精神医学专门人才，为精神卫生工作提供人才保障。

第六十五条 综合性医疗机构应当按照国务院卫生行政部门的规定开设精神科门诊或者心理治疗门诊，提高精神障碍预防、诊断、治疗能力。

第六十六条 医疗机构应当组织医务人员学习精神卫生知识和相关法律、法规、政策。

从事精神障碍诊断、治疗、康复的机构应当定期组织医务人员、工作人员进行在岗培训，更新精神卫生知识。

县级以上人民政府卫生行政部门应当组织医务人员进行精神卫生知识培训，提高其识别精神障碍的能力。

第六十七条 师范院校应当为学生开设精神卫生课程；医学院校应当为非精神医学专业的学生开设精神卫生课程。

县级以上人民政府教育行政部门对教师进行上岗前和在岗培训，应当有精神卫生的内容，并定期组织心理健康教育教师、辅导人员进行专业培训。

第六十八条 县级以上人民政府卫生行政部门应当组织医疗机构为严重精神障碍患者免费提供基本公共卫生服务。

精神障碍患者的医疗费用按照国家有关社会保险的规定由基本医疗保险基金支付。医疗保险经办机构应当按照国家有关规定将精神障碍患者纳入城镇职工基本医疗保险、城镇居民基本医疗保险或者新型农村合作医疗的保障范围。县级人民政府应当按照国家有关规定对家庭经济困难的严重精神障碍患者参加基本医疗保险给予资助。医疗保障、财政等部门应当加强协调，简化程序，实现属于基本医疗保险基金支付的医疗费用由医疗机构与医疗保险经办机构直接结算。

精神障碍患者通过基本医疗保险支付医疗费用后仍有困难，或者不能通过基本医疗保险支付医疗费用的，医疗保障部门应当优先给予医疗救助。

第六十九条 对符合城乡最低生活保障条件的严重精神障碍患者，民政部门应当会同有关部门及时将其纳入最低生活保障。

对属于农村五保供养对象的严重精神障碍患者，以及城市中无劳动能力、无生活来源且无法定赡养、抚养、扶养义务人，或者其法定赡养、抚养、扶养义务人无赡养、抚养、扶养能力的严重精神障碍患者，民政部门应当按照国家有关规定予以供养、救助。

前两款规定以外的严重精神障碍患者确有困难的，民政部门可以采取临时救助等措施，帮助其解决生活困难。

第七十条 县级以上地方人民政府及其有关部门应当采取有效措施，保证患有精神障碍的适龄儿童、少年接受义务教育，扶持有劳动能力的精神障碍患者从事力所能及的劳动，并为已经康复的人员提供就业服务。

国家对安排精神障碍患者就业的用人单位依法给予税收优惠，并在生产、经营、技术、资金、物资、场地等方面给予扶持。

第七十一条 精神卫生工作人员的人格尊严、人身安全不受侵犯，精神卫生工作人员依法履行职责受法律保护。全社会应当尊重精神卫生工作人员。

县级以上人民政府及其有关部门、医疗机构、康复机构应当采取措施，加强对精神卫生工作人员的职业保护，提高精神卫生工作人员的待遇水平，并按照规定给予适当的津贴。精神卫生工作人员因工致伤、致残、死亡的，其工伤待遇以及抚恤按照国家有关规定执行。

第六章 法律责任

第七十二条 县级以上人民政府卫生行政部门和其他有关部门未依照本法规定履行精神卫生工作职责，或者滥用职权、玩忽职守、徇私舞弊的，由本级人民政府或者上一级人民政府有关部门责令改正，通报批评，对直接负责的主管人员和其他直接责任人员依法给予警告、记过或者记大过的处分；造成严重后果的，给予降级、撤职或者开除的处分。

第七十三条 不符合本法规定条件的医疗机构擅自从事精神障碍诊断、治疗的，由县级以上人民政府卫生行政部门责令停止相关诊疗活动，给予警告，并处五千元以上一万元以下罚款，有违法所得的，没收违法所得；对直接负责的主管人员和其他直接责任人员依法给予或者责令给予降低岗位等级或者撤职、开除的处分；对有关医务人员，吊销其执业证书。

第七十四条 医疗机构及其工作人员有下列行为之一的，由县级以上人民政府卫生行政部门责令改正，给予警告；情节严重的，对直接负责的主管人员和其他直接责任人员依法给予或者责令给予降低岗位等级或者撤职、开除的处分，并可以责令有关医务人员暂停一个月以上六个月以下执业活动：

（一）拒绝对送诊的疑似精神障碍患者作出诊断的；

（二）对依照本法第三十条第二款规定实施住院治疗的患者未及时进行检查评估或者未根据评估结果作出处理的。

第七十五条 医疗机构及其工作人员有下列行为之一的，由县级以上人民政府卫生行政部门责令改正，对直接负责的主管人员和其他直接责任人员依法给予或者责令给予降低岗位等级或者撤职的处分；对有关医务人员，暂停六个月以上一年以下执业活动；情节严重的，给予或者责令给予开除的处分，并吊销有关医务人员的执业证书：

（一）违反本法规定实施约束、隔离等保护性医疗措施的；

（二）违反本法规定，强迫精神障碍患者劳动的；

（三）违反本法规定对精神障碍患者实施外科手术或者实验性临床医疗的；

（四）违反本法规定，侵害精神障碍患者的通讯和会见探访者等权利的；

（五）违反精神障碍诊断标准，将非精神障碍患者诊断为精神障碍患者的。

第七十六条　有下列情形之一的，由县级以上人民政府卫生行政部门、工商行政管理部门依据各自职责责令改正，给予警告，并处五千元以上一万元以下罚款，有违法所得的，没收违法所得；造成严重后果的，责令暂停六个月以上一年以下执业活动，直至吊销执业证书或者营业执照：

（一）心理咨询人员从事心理治疗或者精神障碍的诊断、治疗的；

（二）从事心理治疗的人员在医疗机构以外开展心理治疗活动的；

（三）专门从事心理治疗的人员从事精神障碍的诊断的；

（四）专门从事心理治疗的人员为精神障碍患者开具处方或者提供外科治疗的。

心理咨询人员、专门从事心理治疗的人员在心理咨询、心理治疗活动中造成他人人身、财产或者其他损害的，依法承担民事责任。

第七十七条 有关单位和个人违反本法第四条第三款规定，给精神障碍患者造成损害的，依法承担赔偿责任；对单位直接负责的主管人员和其他直接责任人员，还应当依法给予处分。

第七十八条 违反本法规定，有下列情形之一，给精神障碍患者或者其他公民造成人身、财产或者其他损害的，依法承担赔偿责任：

（一）将非精神障碍患者故意作为精神障碍患者送入医疗机构治疗的；

（二）精神障碍患者的监护人遗弃患者，或者有不履行监护职责的其他情形的；

（三）歧视、侮辱、虐待精神障碍患者，侵害患者的人格尊严、人身安全的；

（四）非法限制精神障碍患者人身自由的；

（五）其他侵害精神障碍患者合法权益的情形。

第七十九条 医疗机构出具的诊断结论表明精神障碍患者应当住院治疗而其监护人拒绝，致使患者造成他人人身、财产损害的，或者患者有其他造成他人人身、财产损害情形的，其监护人依法承担民事责任。

第八十条 在精神障碍的诊断、治疗、鉴定过程中，寻衅滋事，阻挠有关工作人员依照本法的规定履行职责，扰乱医疗机构、鉴定机构工作秩序的，依法给予治安管理处罚。

违反本法规定，有其他构成违反治安管理行为的，依法给予治安管理处罚。

第八十一条 违反本法规定，构成犯罪的，依法追究刑事责任。

第八十二条 精神障碍患者或者其监护人、近亲属认为行政机关、医疗机构或者其他有关单位和个人违反本法规定侵害患者合法权益的，可以依法提起诉讼。

第七章 附则

第八十三条 本法所称精神障碍，是指由各种原因引起的感知、情感和思维等精神活动的紊乱或者异常，导致患者明显的心理痛苦或者社会适应等功能损害。

本法所称严重精神障碍，是指疾病症状严重，导致患者社会适应等功能严重损害、对自身健康状况或者客观现实不能完整认识，或者不能处理自身事务的精神障碍。

本法所称精神障碍患者的监护人，是指依照民法通则的有关规定可以担任监护人的人。

第八十四条 军队的精神卫生工作，由国务院和中央军事委员会依据本法制定管理办法。

第八十五条 本法自2013年5月1日起施行。

图书在版编目（CIP）数据

精神卫生法背景下精神障碍的识别与干预 / 唐海波编著. —长沙：中南大学出版社，2019.8

ISBN 978-7-5487-3577-9

Ⅰ.①精… Ⅱ.①唐… Ⅲ.①精神障碍—卫生法—基本知识—中国②精神障碍—鉴别论断③精神障碍—防治 Ⅳ.①D922.16②R749

中国版本图书馆 CIP 数据核字(2019)第 042287 号

精神卫生法背景下精神障碍的识别与干预

JINGSHEN WEISHENGFA BEIJING XIA JINGSHEN ZHANGAI DE SHIBIE YU GANYU

唐海波　编著

□责任编辑　谢金伶

□责任印制　易红卫

□出版发行　中南大学出版社

社址：长沙市麓山南路　　邮编：410083

发行科电话：0731-88876770　　传真：0731-88710482

□印　　装　湖南省众鑫印务有限公司

□开　　本　710×1000　1/16　□印张 11.5　□字数 144 千字

□版　　次　2019 年 8 月第 1 版　□2019 年 8 月第 1 次印刷

□书　　号　ISBN 978-7-5487-3577-9

□定　　价　279.00 元